Evelyne Laye

Klar und entspannt mit EFT

Weg mit den Blockaden!

Jadebaum

Hinweis

Die in diesem Buch enthaltenen Informationen und Tipps wurden nach bestem Wissen und Gewissen zusammengestellt. Die Arbeit mit EFT und die Übungen in diesem Buch ersetzen aber nicht die Hilfe oder den Rat eines Therapeuten oder Arztes. Die Autorin übernimmt aus keinem Rechtsgrund Haftung für irgendwelche Schäden an Leib und Seele..

Zunächst frei verwendbar, wurde der Begriff „EFT (Emotional Freedom Techniques)“ 2006 in Deutschland und 2010 in der Europäischen Union und der Schweiz markenrechtlich geschützt. Der Rechteinhaber hat darum gebeten, einen vom D.A.CH. Verband für Klopfakupressur e.V. hierzu entwickelten Formulierungsvorschlag zu übernehmen:
Die hier angewandte EFT basierte Klopfakupressur orientiert sich weder an dem „Official EFT“/„Optimal EFT“ von Gary Craig noch gibt sie dessen Inhalte wieder, sondern meine/unsere persönliche Sicht und Erfahrungen sowie das Verständnis von und mit der Arbeit mit der Klopfakupressur.

Bibliografische Information der Deutschen Nationalbibliothek

Die Deutsche Nationalbibliothek verzeichnet diese Publikation in der Deutschen Nationalbibliografie; detaillierte bibliografische Daten sind im Internet über http://dnb.dnb.de abrufbar.

ISBN 978-3-9815898-7-0

Laye, Evelyne: Klar und entspannt mit EFT. Weg mit den Blockaden!

3., überarbeitete Auflage 2024

Untere Mühle 1, 72070 Tübingen-Unterjesingen
Internet: www.laye.org

Satz und Layout:
Gregor Julien Straube, Tübingen, lektorat.straube@web.de
Druck: booksfactory, Szczecin

Inhalt

EFT – eine einfache und effektive Methode

Ich möchte gleich zu Beginn erzählen, wie ich EFT zuallererst kennen lernte. An einem Abend vor mehr als neunzehn Jahren saß ich frustriert in meinem Wohnzimmer. Ich war gerade in den letzten Zügen meiner Ausbildung zur Systemischen Therapeutin und hatte schon einige systemische Beratungen mit Klienten absolviert, hatte aber deutlich das Gefühl, dass die therapeutischen Fortschritte generell immer noch zu langsam gingen. Die Fragetechniken und das Wissen über den psychologischen Hintergrund waren hilfreich, doch es fehlte noch etwas. Zudem hatte ich den Eindruck, dass ich mir selbst nur wenig mit diesem therapeutischen Ansatz helfen konnte.

Ich fing an, im Internet zu surfen und in Foren zu alternativen Heilmethoden zu stöbern und blieb bald an mehreren Einträgen hängen, in denen es um die neue Klopfakupressur-Methode EFT ging. Ich wurde wacher und immer aufgeregter, als ich weiter und weiter las. Das klang interessant und aufregend und ich wollte es sofort austesten: Ich rief meine 14jährige Tochter Marlene und fragte sie, ob wir etwas ausprobieren konnten. Marlene hatte die letzte Stunde damit verbracht, wütend durch die Wohnung zu laufen und gegen die Französischarbeit zu schimpfen, die sie am folgenden Tag schreiben sollte. Eine gute Note war nötig, um noch eine halbwegs gute Gesamtnote zu bekommen, aber sie wollte und konnte nicht lernen, sie war völlig blockiert.
Ich hatte bislang eine Stunde mit EFT verbracht und hatte so gut wie keinen Schimmer von dem Ganzen, aber ich hatte

schon gelesen, dass nichts Schlimmes passieren könne und war voller Enthusiasmus. Ich beklopfte Marlene mit kurzen Sätzen an den Punkten, die auf der Abbildung am Computer zu sehen waren: Ich hasse die Schule, ich hasse Französisch, ich will nicht lernen, ich hasse es, so unter Druck zu stehen und noch einige Sachen mehr. Nach wenigen Minuten fing Marlene an, ein wenig zu weinen, die Anspannung löste sich, und sie sagte: „Ich glaube, das reicht jetzt, ich gehe jetzt in mein Zimmer und lerne", setze sich hin und bereitete sich zwei Stunden ohne Pause auf ihre Arbeit vor, einfach so! Das wäre vorher schwer vorstellbar gewesen. Am nächsten Tag kam sie freudestrahlend heim und erzählte, dass sie an diesem Tag sogar jemandem Französisch erklärt habe und das noch nie vorgekommen sei, und die Arbeit war auch gut gelaufen. Im Laufe der nächsten Tage stellte ich auch fest, dass überhaupt kein Gemurre wegen der Schule von ihr kam (nach zwei Wochen kam der Widerstand gegen die Schule wieder auf, natürlich, denn sie war ja weiterhin dort mit all den Dingen konfrontiert, die sie nicht mochte).

Ich hatte nicht ganz nach Protokoll geklopft, ich hatte die Texte über EFT nur angelesen, und trotzdem hatte meine kleine Intervention eine so durchschlagende Wirkung gezeigt. Ich war begeistert! In den nächsten Wochen und Monaten las ich alles über EFT, was ich die Finger kriegen konnte, und probierte es an mir und meinen Freunden aus. Die Erfolge blieben nicht aus, es war spannend und befriedigend zu sehen und zu fühlen, was für Veränderungen sich bei uns auftaten. Und diese Begeisterung und Befriedigung hat heute, nach vielen Jahren Erfahrung mit Klienten und vielen Hunderten von

Menschen, die schon meine Seminare besucht haben, nicht nachgelassen.

Deshalb habe ich mich auch entschlossen, ein weiteres Buch über EFT herauszubringen. Es gibt zwar sehr viel an Informationen über EFT und Klopfakupressur im Internet, dies aber oft mit verwirrenden Widersprüchen. Und es ist natürlich eine ganz besondere Freude, mein Wissen und meine Erfahrungen mit der Klopfakupressur mit Menschen, die davon profitieren können, zu teilen.

EFT bringt inneren Frieden und Freude

EFT, was man auf deutsch „Technik zur emotionalen Freiheit" nennen kann, ist genau das: eine einfache Technik, ein zuverlässiges Hilfsmittel, um Blockaden unterschiedlichster Art sanft aufzulösen und sich somit mehr Freiheit, mehr Freude und innere Gelassenheit im Leben zu schenken.

Es ist einfach und schnell auch selbstständig zu erlernen und Sie haben immer alles dabei, was Sie dazu brauchen, da Sie nur Ihre Hände benötigen. Es ist flexibel und wirkt auch sehr gut, wenn man mal einen Punkt vergisst oder sonst eine kleine Abweichung macht. Es ist enorm effektiv und wirkt in der Regel in Minutenschnelle, obwohl es natürlich bei schwierigen Themen in der Regel etwas länger braucht. Und es wirkt sanft und schonend; Sie müssen sich nicht ohne Ende in ihren negativen Gefühlen wälzen und den ganzen Schmerz in seiner Fülle nochmals erleben, es genügt, sich einzustimmen und zu klopfen. In diesem Buch finden Sie eine fundierte Anleitung: Sie können es also in wenigen Momenten ausprobieren.

Mit der Verbindung von Energiearbeit und Gespräch, die wir bei EFT haben, ist die therapeutische Arbeit in eine neue Ära eingetreten. Das kognitive Verstehen alleine, wie beispielsweise bei der Gesprächstherapie, stößt schnell an ihre Grenzen. Vielleicht verstehen wir dann das Problem und die emotionalen Hintergründe, können das Problem aber trotzdem nicht ändern. Wenn wir die energetische Ebene mit hinzunehmen, ist eine viel tiefer gehende Heilung möglich. Nicht nur ein Symptomverschieben oder Verdrängen, oder ein Verstehen des Problems, ohne etwas ändern zu können. Indem wir mehrere Ebenen unseres Seins ansprechen, fällt es nicht mehr so schwer, die tiefer liegenden oft verworrenen Stränge unserer Wünsche und Ängste zu entwirren, unser Energiesystem wieder zu balancieren und mit einem schwierigen Thema ins Reine zu kommen. Und sobald wir mit einem Thema ins Reine kommen, eröffnen sich uns neue Handlungsoptionen.

EFT kann man für alles anwenden

Sie können Klopfakupressur dazu nutzen, um alle Ihre Blockaden eine nach der anderen anzugehen und dabei zusehen, wie sich eine neue Wahlmöglichkeit nach der anderen in Ihrem Leben auftut und Leichtigkeit und Freude exponentiell wachsen. Sie können EFT auf alle Ihre Blockaden anwenden, egal was es ist.

Die Hauptanwendung sind emotionale Blockaden aller Art, wie allgemeine Ängste und Phobien, Selbstwertprobleme, Wut, Ärger, Neid, Eifersucht, Stress, Burn-out, Depressionen, Sich-gefangen-fühlen, Übergewicht, Süchte. Auch negative Überzeugungen wie z.B. keine gute Mutter zu sein, weil man arbeiten geht oder dass Selbstständigkeit immer schwierig ist, können mit Erfolg beklopft werden. Sie können auch für körperliche Probleme klopfen, ob Bluthochdruck oder Kopfweh, Bewegungseinschränkungen oder Diabetes, der Körper spricht hervorragend auf den energetischen Ausgleich an. Und Sie können generell für Alles klopfen, was nicht vollkommen so ist, wie Sie es gerne hätten, z.B. auch um einen bestimmten Griff beim Geige spielen besser „in die Finger" zu kriegen oder um Ihr Tennisspiel zu verbessern. Zum Beispiel fragte mich einmal meine damals 15jährige Tochter, ob ich mit ihr klopfen könne, da sie sich auch mal verlieben wolle, was sie noch nie erlebt hatte. Wir klopften ein paar Minuten, und drei Tage später erzählte sie mir freudestrahlend, dass sie sich tatsächlich in einen Jungen verliebt habe, ein ganz neues Gefühl für sie. Es entstand nicht viel daraus, doch hatte sich für sie etwas ganz Neues geöffnet. Beim Klopfen mit EFT gibt es wirklich keine Grenzen!

EFT wirkt Wunder

In den richtigen Händen kann EFT wahre Wunder hervorbringen, und wenn Sie ein sehr komplexes Thema haben, das Sie zu anfangs überfordert, empfehle ich Ihnen, zuerst mit einem erfahrenen EFT-Therapeuten zu klopfen. Doch auch Anfänger können mit EFT in mindestens 70 bis 80 % der Fälle anhaltende Erfolge haben. Und wenn Sie etwas Erfahrung gewinnen und schon einige Monate mit sich klopfen, steigt dieser Wert auf 90 %. Dies ist ein außerordentlich hoher Prozentsatz, den keine andere therapeutische Methode erreicht. Bei körperlichen Problemen ist es allerdings etwas niedriger, ungefähr 70 bis 80 %, was immer noch recht beeindruckend ist. In der Regel sind die Ergebnisse auch dauerhaft. Wenn sie es mal nicht sein sollten, hat man meist die unterschiedlichen Aspekte des Problems nicht genügend berücksichtigt und beklopft.

EFT hat mein Leben verändert

Lassen Sie sich nicht durch das seltsame Prozedere des Klopfens abschrecken. Ich fand es am Anfang auch seltsam. Wenn Sie aber merken, wie wohltuend und befreiend Klopfakupressur wirkt, werden Sie gerne immer wieder klopfen. Ich habe es genutzt, um alten Groll auf einen Ex-Partner zu klären und loszulassen (das dauerte drei Tage), um meine Abnehmblockade aufzulösen und viele Kilos abzunehmen (in einer Klopfrunde von 15 Minuten), um mein Selbstbewusstsein zu erhöhen (mehrere Wochen), um alten Familienzwist mit meiner Mutter und meinem Vater zu bereinigen (das hat einige Klopfrunden gedauert, ebenfalls mehrere Wochen), um meine Katzenallergie wegzuklopfen (10 Minuten), um Geldblockaden zu bereinigen (eine Stunde, die sich aber wirklich gelohnt hat) und vieles andere mehr.

Ich habe mit unzähligen Menschen EFT gemacht und gesehen, wie sie unmittelbar davon profitieren. Eine Frau kam eines Tages zu mir, um einen weiterführenden Kurs zu besuchen und erzählte mir, dass sie vor Jahren in einem EFT-Grundkurs bei mir gewesen sei. Sie erzählte, dass sie danach ihre jahrzehntelange Depressionen und Angstzustände selbstständig aufgelöst habe und nun anderen Menschen mit EFT helfen wolle. Eine andere Frau traute sich nicht, sich selbstständig zu machen und löste dann ihre Ängste mit dem Klopfen auf;

jetzt hat sie eine erfolgreiche Praxis. Eine andere Teilnehmerin meiner Kurse löste mit dem Klopfen ihre Gallenkolik in wenigen Minuten auf, obwohl sie diese bei einem Anfall sonst immer die ganze Nacht quälte. Ein Mann traute sich nach einer Gruppensitzung zu Phobien endlich wieder zum Zahnarzt, lies seine Zähne sanieren und war überglücklich deswegen. Eine Frau, die für ihren Hund klopfte, sagte, dass es ihm seitdem viel besser ginge und er viel länger spazieren gehen wolle als vorher. Und und und...

Sie sehen, EFT hat wirklich was zu bieten, und ich hoffe, ich habe Sie mit diesen Berichten neugierig gemacht, denn jetzt gehen wir direkt weiter zu den Grundlagen von EFT!

EFT – die Grundlagen

Wie alles begann...

EFT – Technik zur emotionalen Freiheit – gehört zu der Energetischen Psychologie, einer neuen Methode, die sich erst in den letzten Jahrzehnten entwickelt hat. Zu ihr gehören auch andere spannende und innovative Techniken wie BSFF, Zpoint, TAT und einige andere. Das Besondere an all diesen Techniken ist die Verbindung der energetischen Arbeit mit dem Gespräch. Das Klopfen beinhaltet also auch einen Bewusstseinsprozess.

Ursprünglich kommt EFT aus der Kinesiologie, einer Heilmethode, die von dem amerikanischen Chiropraktiker Dr. George Goodheart in den 60er Jahren entwickelt wurde. Er entdeckte, dass er über das Testen verschiedener Muskeln herausfinden konnte, wie es seinen Klienten geht und ob eine energetische Unausgeglichenheit in ihrem Körper vorhanden ist.

Um diese unausgeglichene Energie wieder zu balancieren und die Muskeln seiner Klienten zu stärken – er arbeitete ja als Chiropraktiker – und die Energie der Meridiane zu beeinflussen, klopfte und massierte er bestimmte Punkte auf den sogenannten Meridianen. Meridiane sind energetische Bahnen im Körper, die im System der Jahrtausende alten Chinesischen Medizin beschrieben werden. Auf diesen Meridianen befinden sich bestimmte Energiepunkte, auf die mit Nadeln

(Akupunktur) oder Berührung (z.B. durch Klopfen oder auch Akupressur) eingewirkt werden kann. Akupunktur und Akupressur sind schon seit langem in der Praxis erprobt und sehr hilfreich bei Krankheiten sowie bei seelischen Problemen.

George Goodheart nannte seine neu entdeckte Methode Touch for Health. Er bot Ausbildungsseminare für Therapeuten an, und um 1980 nahm der amerikanische Psychologe Roger Callahan an einer solchen Ausbildung teil. In den Anfängen der Kinesiologie konzentrierten sich die Anwender vor allem auf das Ausgleichen körperlicher Probleme, doch Roger Callahan war einer der ersten, die diese Ausgleichstechnik auch bei emotionalen Problemen anwandten.

Berühmt ist hier die Mary-Geschichte, die den Grundstein dieser Entwicklung legte: Roger Callahans Patientin Mary hatte eine schwere Wasserphobie. Sie geriet unter anderem in Panik, wenn es regnete oder sie auch nur Wasser sah, und leider zeigten die üblichen psychotherapeutischen Methoden bei ihr so gut wie keinen Erfolg. Callahan wollte etwas Neues versuchen und klopfte einen der Meridianpunkte bei ihr, den sogenannten Magenpunkt. Die Wirkung überraschte beide, denn die Wasserphobie war nach wenigen Minuten verschwunden. Es war wie ein Wunder.

Danach fing Callahan an, diese Technik zu erforschen und zu erweitern. Er entwickelte Sequenzen von Punkten, die bei bestimmten Problemen zu klopfen waren, vor allem auch bei emotionalen Problemen wie bei Ängsten und Suchtprobleme,

und entwickelte ein System, das er Thought Field Therapie (TFT) nannte.
Viele Therapeuten waren von seiner Arbeit inspiriert, erforschten diesen energetischen Ansatz und entwickelten ihn weiter. Ein wichtiger Vertreter ist Fred P. Gallo, der ein sehr differenziertes Diagnose- und Behandlungssystem entwickelt hat (EDxTM, Energetic Diagnostic and Treatment Methods).

Auch der Ingenieur Gary Craig, der sich schon seit Jahren mit Methoden wie Neurolinguistische Programmierung (NLP) und Hypnose beschäftigt hatte, lernte Anfang der 90er Jahre bei Callahan. Er entwickelte Callahans Methode weiter, vereinfachte sie zu einer einzigen Klopfsequenz, die universell bei jedem Problem angewandt werden kann und nannte sie EFT (Emotional Freedom Techniques). Gary Craigs Anliegen war es von Anfang an, EFT in die Welt hinaus zu tragen und jedermann als Selbsthilfe-Methode zur Verfügung zu stellen. So behandelte er in den vielen Jahren unzählige Menschen umsonst und arbeitete unermüdlich daran, EFT bekannter zu machen. Heute ist EFT die am schnellsten wachsende Methode der Energetischen Psychologie und wird in fast allen Ländern unserer Welt angewandt. Wenn Sie einen Eindruck von Gary Craig bekommen möchten, gehen Sie zu Youtube und schauen sich einen der zahlreichen Filme an, in denen er mit Menschen arbeitet. Das ist zwar auf Englisch (und zwar recht schnelles Englisch) aber Sie können dort sehen, was für ein herzlicher und humorvoller Mensch und Therapeut er ist.

So funktioniert EFT

Die konventionelle Psychologie geht davon aus, dass bestimmte Ereignisse oder Erinnerungen an Ereignisse negative Gefühle in uns hervorrufen. Wir erleben etwas Negatives oder erinnern uns an etwas Schlimmes und es geht uns schlecht. Die Vertreter der Energetischen Psychologie fanden heraus, dass dabei noch etwas anderes geschieht: unser Energiesystem gerät ins Ungleichgewicht, wir sind energetisch nicht in Balance.

Der psychologische Ansatz ist, am Problem zu arbeiten. Beim energetischen Ansatz hingegen wird an der energetischen Störung gearbeitet. Wenn wir EFT anwenden, beklopfen wir nicht das Problem, auch wenn wir es dabei benennen, sondern wir gleichen Energieströme im Körper aus. Wenn das energetische Ungleichgewicht behoben ist, lösen sich auch die negativen Emotionen auf, die daran gekoppelt sind. Gary Craig hat das so ausgedrückt: „Die Ursache aller negativen Emotionen ist eine Störung im körpereigenen Energiesystem."

Ob körperliche Schmerzen oder seelische Belastungen vorliegen, ob Sie Kopfschmerzen haben oder wütend auf Ihre Schwester sind, eine Ursache der Probleme ist eine Störung im Energiesystem des Körpers. Zudem wird das Gehirn durch die negativen Emotionen in Alarmbereitschaft versetzt. Es bereitet den Körper auf eine Kampf- und Fluchtreaktion vor. Adrenalin wird ausgeschüttet, der Blutdruck steigt und das Stresshormon Cortisol überschwemmt den Körper. Das Klopfen unterbricht wirkungsvoll diese Kampf-Flucht-Reaktion. Bei manchen Menschen ist die Amygdala (Mandelkern), die im limbischen System liegt, so übersensibilisiert, dass sie ständig Alarm schlägt und diese Stressreaktionen sehr häufig vorkommen, auch bei ganz alltäglichen Ereignissen, wie beim U-Bahn-fahren oder wenn man an eine unangenehme Situation der Vergangenheit erinnert wird. Das Klopfen an den Meridianpunkten hilft dabei wirksam, die Amygdala wieder zu beruhigen. Untersuchungen in den letzten 10 Jahren an der medizinischen Fakultät in Harward haben gezeigt, dass die Stimulation von Meridianpunkten die Aktivität der Amygdala und in anderen Hirnbereichen, die mit Stress und Ängsten zu tun haben, verringert. Das limbische System speichert die Erinnerung nun neutral ab, und die negativen Gefühle werden weniger.

Da wir durch das Klopfen die Neurotransmitter im Gehirn positiv beeinflussen und die Energie in den Meridianen ausgleichen, ist es möglich, mit dem immer gleichen einfachen Ablauf die Energie wieder ins Gleichgewicht zu bringen, ganz gleich, wie vielfältig die Themen sein mögen. Wir können so nicht nur emotionale Probleme wie Ängste, Wut und Unsicherheit behandeln, sondern alles in unserem Leben, was nicht im Gleichgewicht ist und weswegen wir uns irgendwie schlecht fühlen, auch körperliche Probleme und Schmerzen. Dazu habe ich schon am zu Beginn einige Beispiele gegeben und ich werde noch zahlreiche mehr zeigen.

Die Klopfakupressur EFT ist also eine Methode, bei der unabhängig von der Problemstellung die immer gleiche Abfolge einiger weniger Punkte beklopft wird. Das ist der Grund, warum man sie so leicht und schnell erlernen kann und warum heute schon über 2 Millionen Menschen sie in ihr tägliches Leben integriert haben.

Natürlich kann es in bestimmten Situationen sinnvoll sein, einen der zahlreichen Therapeuten aufzusuchen, die inzwischen mit EFT arbeiten, doch wenn Sie nicht ein sehr schwieriges Problem haben, können Sie es erst einmal selbst versuchen. Es kann nichts passieren. EFT hat keine negativen Aus- oder Nebenwirkungen. Es ist nur möglich, dass beim Klopfen unangenehme Gefühle oder Körperempfindungen aufkommen, die zum Thema gehören und bislang verdeckt waren. Mit EFT nehmen wir sozusagen den Deckel vom Topf und schauen uns an, was wir bislang lieber verdrängt haben. Das ist natürlich nicht immer angenehm. Wenn Sie sich also bei der Anwendung von EFT zwischendurch schlecht fühlen sollten, klopfen Sie weiter, bis es Ihnen wieder gut geht. Das ist sehr sehr wichtig.

Wir klopfen bei EFT bestimmte Energiepunkte auf den Meridianen, während wir uns auf das Problem einstimmen, d. h. daran denken oder uns einfühlen. Indem wir mental mit dem Problem in Kontakt gehen, wird das Ungleichgewicht im Energiesystem aufgerufen, es ist aktiviert, ähnlich wie ein Computer-Programm aufgerufen wird, und kann dann mit dem Klopfen bearbeitet werden. Die energetische Störung kann ein Zuviel oder Zuwenig an Energie im betroffenen Meridian bedeuten. Durch Beklopfen der Punkte setzen wir einen Reiz und bringen dadurch die Energie wieder ins Fließen. Darauf hin gleicht sich das Ungleichgewicht aus. Dieser

Ausgleich erfolgt in der Regel sehr rasch, oft in nur wenigen Minuten.

Als ich zum ersten Mal die Geschichte von Mary mit der minutenschnellen Heilung hörte, war ich noch sehr skeptisch, ob das wirklich so schnell gehen kann. Aber inzwischen habe ich schon zahlreiche Minutenwunder erlebt und weiß, dass die unangenehmen Gefühl sich oft in Minutenschnelle auflösen. Aber auch nicht immer. EFT ist auch keine Wunderheilungsmethode, die immer so schnell den Erfolg bringt. An einem komplexeren Thema muss man mehrere Sitzungen arbeiten, um einen Unterschied zu bemerken. Deswegen geben Sie nicht zu schnell den Mut auf, wenn sich nach einer Stunde Klopfen noch nichts getan hat. Manchmal muss man hartnäckig bleiben, um Erfolg zu haben.

Anfangs schlug Gary Craig vor, auf jedem der 14 Meridiane einen, also insgesamt 14 Punkte zu beklopfen. Doch bald fand er heraus, dass die Meridiane untereinander in Verbindung stehen. Von jedem Meridian fließt Energie auf die anderen über, und wegen dieses Austauschs ist es vollkommen ausreichend, nur einen Teil der Meridianpunkte zu klopfen. Heute wird meist die sogenannte Kurzversion mit acht Punkten geklopft. Der letzte Punkt dabei, der Scheitelpunkt, wurde erst später von Gary Craig hinzugenommen.

Die Klopfsequenz

Lesen Sie die folgenden Erklärungen mehrmals durch und führen Sie dabei die einzelnen Schritte auch wirklich aus. Es ist viel einfacher, einen Handlungsablauf zu erlernen, wenn man ihn wirklich ausführt, als wenn man nur liest, wie man es tun sollte. Dann müssen Sie später nicht über das Prozedere so viel nachdenken, aber keine Sorge: es ist einfacher, als es jetzt klingt.

Wählen Sie das Thema

Wählen Sie ein Problem oder ein Thema aus, das Sie bearbeiten wollen. Je genauer und eindeutiger das Thema angesprochen wird, umso besser wird die Wirkung von EFT sein. Fühlen Sie sich in dieses Problem ein. Dabei genügt es, daran zu denken, Sie müssen sich nicht furchtbar anstrengen, um es wieder herzuholen, einfach daran denken und sich einfühlen.

Schätzen Sie den Stresswert

Bevor die Punkte geklopft werden, schätzen Sie ein, wie stark Sie dieses Thema belastet. Wir verwenden dafür eine Skala von 0 bis 10, wobei 0 für kein Problem, völlig entspannt steht und 10 für maximal, unerträglich stark. Diese Skala hilft Ihnen bei dem Klopfen zu sehen, wo Sie stehen und ob die Intensität des Problems schon abgenommen hat.

Wenn Sie das Problem bewerten, schätzen Sie immer Ihre augenblickliche Empfindung ein, wenn Sie an das Problem denken (und nicht etwa wie es in der Vergangenheit war, als Sie diese Geschichte erlebten).

Der Einstimmungssatz

Der Einstimmungssatz besteht aus zwei Teilen. Der erste Teil lautet:

„Auch wenn ich [Problem],…"

Setzen Sie hier das Problem ein, das Sie mit dem Klopfen bearbeiten wollen. Wir verdrängen das Problem nicht mehr, wir schauen es uns genau an. So ist dieser Einstimmungssatz der erste Schritt zur Heilung. Wir stimmen uns auf das Problem ein und rufen das energetische Ungleichgewicht in unserem Körper-Seele-Geist-System auf. Der erste Teil könnte beispielsweise lauten: „Auch wenn ich wütend auf meine Tochter bin,…"; oder: „Auch wenn ich Angst vor Hunden habe,…"

Der zweite Teil des Einstimmungssatzes lautet:

„…liebe und akzeptiere ich mich von ganzem Herzen."

Der vollständige Einstimmungssatz könnte also lauten:

„Auch wenn ich wütend auf mich bin, weil ich morgens einfach nicht aus dem Bett komme, liebe und akzeptiere ich mich von ganzem Herzen" oder „Auch wenn ich mich schuldig fühle wegen dieser Sache, liebe und akzeptiere ich mich von ganzem Herzen".

Manchmal fragen mich Klienten: Aber wie kann ich das sagen? Ich liebe mich doch nicht mit meinem Problem. Und ich antworte: Genau, deshalb klopfen wir es ja auch.
Nur wenn Sie dieses „liebe ich mich“ wirklich nicht über die Lippen bringen, weil Sie sich gar zu weit weg davon fühlen, können Sie es durch die Variation „bin ich okay, so wie ich bin“ ersetzen.

Während Sie diesen Einstimmungssatz dreimal wiederholen, klopfen Sie entweder mit zwei Fingern den Handkantenpunkt oder Sie massieren mit den Fingerspitzen einer Hand leicht den sensiblen Punkt.

Der sensible Punkt ist ein neurolymphatischer Punkt. Er liegt im oberen Brustbereich, etwa zehn Zentimeter vom Halsgrübchen nach unten und nochmals sieben bis zehn Zentimeter nach links oder rechts. Finden Sie einen Punkt, der sich sensibler anfühlt, als die Umgebung, oder auch etwas weh tut. Ob Sie den Punkt auf der linken oder rechten Seite wählen, macht keinen Unterschied (manche massieren ihn auch auf beiden Seiten, das ist allerdings nicht unbedingt nötig). Und machen Sie sich nicht zu viel Gedanken, meiner Erfahrung nach finden Sie auf jeden Fall einen Punkt, der für Sie funktioniert, da es mehrere dieser Punkte auf jeder Seite der Brust gibt.

Während Sie den Handkantenpunkt klopfen oder den sensiblen Punkt massieren, sprechen Sie drei Mal den Einstimmungssatz. Z.B. könnten Einstimmungssätze etwa so lauten:

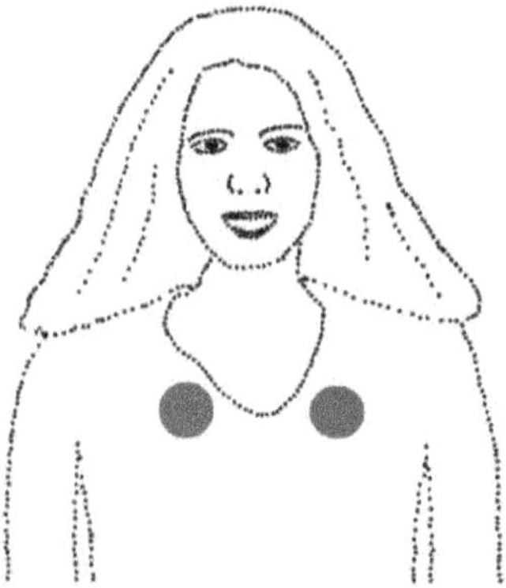

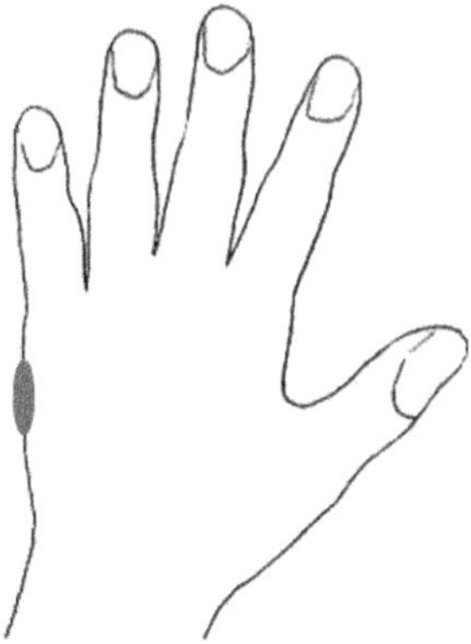

„Auch wenn ich neidisch auf meinen Bruder bin, liebe und akzeptiere ich mich von ganzem Herzen."
„Auch wenn ich mich dafür verurteile, dass ich zwei linke Hände habe, liebe und akzeptiere ich mich von ganzem Herzen."
„Auch wenn ich Angst habe, diesen tollen Mann anzusprechen, liebe und akzeptiere ich mich voll und ganz."

Formulieren Sie diese Sätze in Ihrer ganz eigenen Sprache, genau so wie Ihnen „der Schnabel gewachsen ist", und verwenden Sie ruhig die drastischen Ausdrücke, die Ihnen in den Sinn kommen. Je authentischer Sie genau das ausdrücken, was Sie in diesem Moment fühlen und denken, um so präziser kann EFT greifen. Eine Hilfe könnte sein, dass Sie sich vorstellen, es einer guten Freundin oder Freund zu erzählen. Drücken Sie es genau so aus, wie Sie es empfinden.

Die Klopfpunkte

Zum Klopfen legen Sie zwei Finger zusammen und klopfen mit ganz leichtem Druck und lockeren Fingern die Fingerspitzen etwa fünf- bis siebenmal auf jeden einzelnen Klopfpunkt. Die acht Klopfpunkte werden immer in der gleichen Reihenfolge durchlaufen. Punkte, die nicht auf der Mittelachse liegen, gibt es symmetrisch rechts und links. Wählen Sie hier nach Ihrem Gefühl, welche Seite Sie lieber klopfen.

Links oder rechts klopfen ist beides gut. Wenn Sie lieber möchten, können Sie auch ein paar Runden rechts klopfen und dann links. Die Meridiane auf der gegenüberliegenden Seite ziehen innerhalb eines Sekundenbruchteils nach.

Gehen Sie die folgende Liste durch und orientieren sich an der Abbildung, um die Punkte zu lokalisieren. Machen Sie sich keine großen Gedanken, ob Sie die Punkte auch treffen. Die Punkte selbst sind sehr klein, viel kleiner als die zwei zusammengelegten Fingerkuppen. Und selbst wenn Sie etwas neben dem Punkt klopfen, ist das auch noch gut.

Augenbrauenpunkt, am inneren Ende der Augenbraue

SA seitlich am Auge, auf dem knöchernen Rand

MA mittig unter dem Auge, auf dem Jochbein

UN unter der Nase, auf der Mitte zwischen Nase und Mund

UM unter dem Mund, in der Vertiefung zwischen Mund und Kinn

SB Schlüsselbeinpunkt, knapp unterhalb der Verbindung von Schlüsselbein und Brustbein

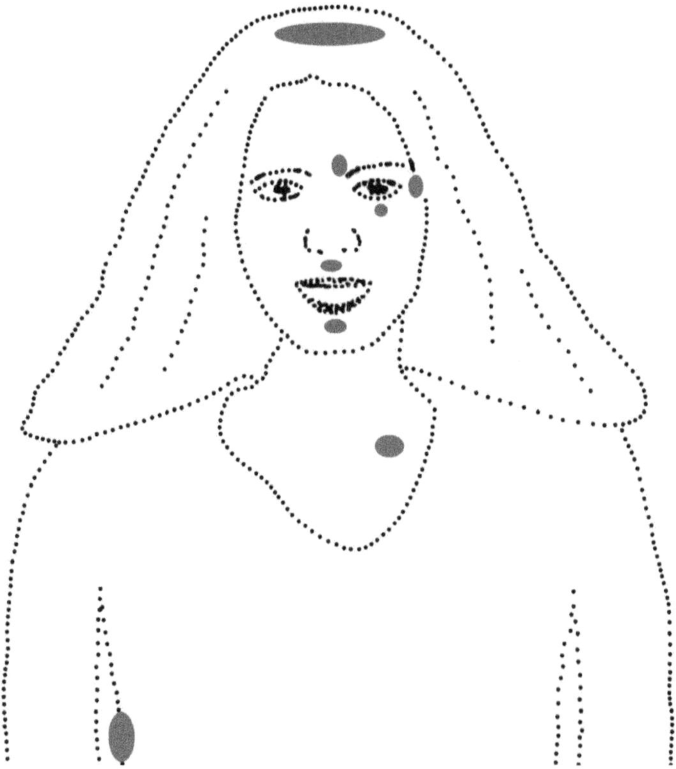

UA unter dem Arm, seitlich am Brustkorb, auf der Höhe der Brustwarze

AK auf dem Kopf, auf dem höchsten Punkt des Kopfes

Diesen letzten Punkt oben auf dem Kopf klopfen Sie mit allen Fingern einer Hand.

Bei jedem Punkt sprechen Sie, während Sie ihn fünf- bis siebenmal klopfen, eine Kurzversion des Einstimmungssatzes in der Form: „Mein [Problem]"; oder: „Ich [Problem]". Also beispielsweise:

„Meine Angst vor Vögeln."

„Ich bin eifersüchtig."

„Ich fühle mich wertlos."

„Ich hasse mich, weil ich versagt habe."

„Meine Angst, alles zu verlieren."

Diese acht Punkte klopfen Sie in der vorgegebenen Reihenfolge nacheinander, das ist ein Klopfdurchlauf.

Stresswert erneut einschätzen

Atmen Sie einmal langsam ein und aus. Schätzen Sie nun Ihr Problem erneut auf der Skala von 0 bis 10 ein. Diesen ganzen Ablauf nennen wir eine Klopfrunde. Normalerweise geht der Skalenwert des Problems mit jeder Klopfrunde nach unten, das heißt, das Problem verliert an Gewicht. Es erscheint einem so, als würde es weiter wegrücken. Klopfen Sie so viele Runden, bis der Wert auf 0 ist oder wenigstens 1 oder 2 erreicht hat. Sie müssen den Wert nicht unbedingt nach jeder Klopfrunde einschätzen, nach jeweils zwei bis drei Runden genügt vollkommen.

Wichtig: Trinken Sie genügend frisches Wasser vor oder auch während der Sitzung. Oft berichten mir Klienten, dass Sie während des Klopfens besonders viel Durst haben. Damit gibt der Körper ein deutliches Signal, dass er Wasser braucht.

Es kann vorkommen, dass Ihnen beim Klopfen ganz leicht schwindlig oder schummrig wird oder dass Sie Energie im Körper pulsieren spüren. Das ist völlig normal und ein gutes Zeichen, weil es zeigt, dass eine innere Veränderung geschieht und die Energie ins Fließen kommt. Auch häufiges Gähnen oder Seufzen kommt vor. Das ist eine einfach Art, wie der Körper Stress auflöst und loslässt.

Die Neun-Gamut-Sequenz

Die Neun-Gamut-Sequenz bewirkt, dass die Gehirnhälften besser zusammenarbeiten, was die Lösung von Stress unterstützt. Anfangs hat Gary Craig die Gamuts nach jeder Klopfrunde machen lassen, heute werden sie mehr intuitiv eingesetzt. Besonders wenn viele Klopfrunden nötig sind, um den Skalenwert auf 0 zu bringen, ist es sehr sinnvoll, dann und wann diese Sequenz einzuschieben, weil sie das Gehirn erfrischt und wieder aufnahmefähig macht. Auch wenn es beim Klopfen nicht so gut oder so schnell vorangeht, wie Sie es sich wünschen, sind die Gamuts hilfreich.

Die neun Gamuts sind einfache, kleine Handlungen. Schauen Sie die ganze Zeit geradeaus und halten den Kopf still. Wichtig: Sie müssen währenddessen nicht an Ihr Problem denken, führen sie einfach diesen Ablauf aus. Das kann auch manchmal hilfreich sein, es zwei oder drei Mal hintereinander zu machen.

- Augen schauen geradeaus
- Augen schließen und wieder öffnen
- Augen nach scharf unten links schauen
- Augen nach scharf unten rechts schauen
- Mit den Augen eine große Kreisbewegung machen
- Mit den Augen eine große Kreisbewegung in der Gegenrichtung machen
- Eine kurze Melodie summen
- Von Fünf bis Eins zählen
- Eine kurze Melodie summen

Das dauert allerhöchstens eine Minute, nicht mehr. Während Sie diese Prozedur durchlaufen, klopfen Sie die ganze Zeit über mit zwei Fingern den Serienpunkt. Er liegt auf dem Handrücken zwischen Ring- und kleinem Finger.

Die Klopfsequenz kompakt

- Problem auswählen
- Stresswert einschätzen
- Handkantenpunkt klopfen oder sensiblen Punkt massieren und dreimal den Einstimmungssatz sprechen
- Die acht Punkte klopfen und bei jedem Punkt die Kurzform des Problems aussprechen. Machen Sie auf jeden Fall mehrere Durchläufe.

- Stresswert erneut einschätzen

Wenn der Stresswert noch nicht auf 0 (oder 1, 2) ist, machen Sie weiter. Nach drei bis fünf Klopfdurchläufen ist es sinnvoll, zwischendurch die Neun-Gamut-Sequenz zu machen. Wie schon erwähnt, können Sie, wenn Sie viele Klopfrunden machen, auch nur alle drei bis vier Runden den Stresswert einschätzen.

Die Sätze variieren

Wenn Sie beginnen, ein Thema mit EFT zu bearbeiten, dann formulieren Sie zunächst einen Einstimmungssatz und seine Kurzform. Damit klopfen Sie dann, bis der Stresswert auf 0 oder nahe daran ist. Nun zeigt aber die Erfahrung, dass ein Problem meist nicht mit einem einzigen Einstimmungssatz umfassend zu bearbeiten ist. Das Problem hat verschiedene Aspekte, besteht also quasi aus verschiedenen Teilen. Jedes Teilproblem oder jeder Aspekt muss für sich mit EFT angesprochen werden. Ich gehe weiter unten noch näher darauf ein.

Es kann zum Beispiel sein, dass Ihnen während des Klopfens neue Ideen zu Ihrem Problem kommen oder Ihnen eine andere Formulierung für den Einstimmungssatz einfällt. Das sind sehr nützliche Impulse, die Ihnen Ihr Energiesystem übermittelt. Notieren Sie diese Einfälle, klopfen aber mit dem derzeitigen Einstimmungssatz, bis der Stresswert auf 0 ist oder nahe daran. Dann formulieren Sie aus Ihren Notizen einen neuen Einstimmungssatz und klopfen mit diesem weiter. So beschreiben Sie das Problem immer weiter und vermutlich dringen Sie auch immer tiefer zu seinem Kern vor, denn es kann gut sein, dass sich unter dem Thema, mit dem Sie zu klopfen beginnen, tiefere Probleme verbergen, die Ihnen zunächst noch gar nicht bewusst sind.

Wenn allerdings ein neues Gefühl auftaucht, das stark ist, klopfen Sie allerdings sofort an diesem neuen Gefühl weiter, natürlich mit neuem Einstimmungssatz. Prüfen Sie aber danach, wie es mit dem vorigen Aspekt, der nicht ganz runter geklopft wurde, steht. Vielleicht müssen Sie da nochmals klopfen.

Auch wenn Ihnen beim Klopfen nichts Neues einfällt, ist es sinnvoll, nach Verringerung des Stresswerts den Einstimmungssatz zu variieren und damit weitere Runden zu klopfen. Zu den wichtigsten und häufigsten Themen, die meiner Erfahrung nach eine Rolle spielen (und wir haben doch alle ähnliche Probleme ☺), habe ich weiter hinten verschiedene Klopfsequenzen aufgeführt, damit Sie genügend Material haben, auch wenn Ihnen noch nicht so viele Variationen von Einstimmungssätzen einfallen. So können Sie auch wunderbar mit EFT an Ihren Themen arbeiten, auch wenn Sie keine eigenen Sätze bilden möchten.

Dabei variiere ich den Einstimmungssatz sowie dessen Kurzform an jedem der acht Klopfpunkte, indem ich das Thema umkreise und unterschiedliche Formulierungen finde. So löst sich der Stress des Problems schneller und das Klopfen ist inhaltsvoller und treffsicherer.

EFT ist eine sehr flexible Methode. Am wirksamsten sind Sie mit dem Klopfen, wenn Sie die Sätze spontan und intuitiv wählen. Lassen Sie in Ihr Bewusstsein aufsteigen, was Ihnen zu dem Thema einfällt. Das braucht anfangs vielleicht ein wenig Übung, aber bald fließen die Sätze ganz spontan. Natürlich müssen Sie darauf achten, bei dem Thema zu bleiben, das Sie aktuell bearbeiten. Wenn Ihnen Sätze einfallen, die derzeit zu abseits zu liegen scheinen, notieren Sie sie für spätere Klopfsitzungen.

Klopfen Sie den einen Aspekt des Problems, umkreisen Sie es, variieren Sie es, aber entfernen sich nicht so weit davon, dass Sie im Grunde ein neues Thema beklopfen, bevor Sie diesen Aspekt nicht gut aufgelöst haben. Man muss es nicht eilig haben. EFT ist eine schnell wirkende Methode und selbst wenn man gründlich arbeitet, kann man in einer Sitzung durchaus zehn, fünfzehn verschiedene Aspekte durchlaufen.

Wenn Sie ein Problem haben, werden Sie durch verschiedene Stadien der Verarbeitung gehen, und EFT hilft Ihnen, es sehr viel schneller zu verarbeiten und zu integrieren. Sie müssen achtsam sein und ehrlich in sich hinein fühlen, um die verschiedenen Aspekte zu finden. Haben Sie keine Angst vor dem, was da an „schlimmen" Dingen auftaucht. Wir haben alle in irgendeiner Form negative Gefühle, Sie stehen damit nicht alleine. Aber wir müssen dieses Negative in uns erst wahrnehmen und ins Bewusstsein bringen, bevor wir es loslassen können. Dazu müssen Sie ganz unbedingt ehrlich zu sich selbst sein, denn sonst klopfen Sie sozusagen „um den heißen Brei herum", und nicht das, was Sie wirklich bewegt und stört.

Wenn Ihnen keine unterschiedlichen Sätze und Variationen einfallen, können Sie aber auch bei einer Variante des Einstimmungssatzes und der Kurzform bleiben. Das ist für die ersten Versuche oft auch einfacher.

Positive Sätze klopfen

Der Sinn des Einstimmungssatzes und der Kurzform beim Klopfen der Punkte ist, das Problem und damit die Energieblockade im System zu aktivieren, damit sie durch die Stimulation der Meridianpunkte gelöst und wieder ins Fließen gebracht werden kann. Deshalb formulieren wir diese Sätze zuallererst negativ.

Es ist aber auch möglich, mit positiven Sätzen, so genannten Affirmationen zu klopfen, wie ich das auch bei den Klopfsequenzen zeige. Wenn Sie das tun wollen, dann klopfen Sie zunächst mit dem normalen Klopfablauf so lange, bis der Stresswert mindestens um die Hälfte oder besser noch Dreiviertel gesunken ist, also beispielsweise von 8 auf 3. Dann erst wechseln Sie zu einer positiven Affirmation, formulieren bei den acht Klopfpunkten also nicht Ihr Problem, sondern Ihr Ziel, zum Beispiel: „Ich fühle mich besser und besser" oder:

„Ich vertraue mir immer mehr". Ermitteln Sie auch dabei laufend den Stresswert.

Es ist wie bei einem Garten, der von Unkraut überwuchert ist. Bevor Sie ihn bepflanzen können, müssen Sie erst das Unkraut jäten. Nur dann haben die Blumenzwiebeln, die Sie einpflanzen, eine gute Chance, zum Blühen zu kommen. So ist es auch mit den positiven Sätzen. Ihr Unbewusstes kann die positiven Aussagen erst voll und ganz annehmen, wenn ein guter Teil des Problems aufgelöst ist. Dann erst sind Affirmationen eine wirksame Hilfe, um sich besser zu fühlen, sich voller Energie auf das Ziel hin zu bewegen und den restlichen Stress aufzulösen.

Dieses Unkraut ist auch der Grund, warum Affirmationen nicht das gewünschte Ergebnis bringen, wenn man nicht zuerst die negativen Sätze klopft. Wenn ich widerstrebende Überzeugungen und Glaubenssätze in mir habe, ist beim Sprechen der Affirmation sofort eine lautlose innere Stimme da: „Ha, das stimmt doch gar nicht. Was redest du denn da!" Das Unterbewusstsein nimmt die Affirmation nicht an. Deshalb sollte erst das Negative weitgehend aufgelöst werden, um dann den positiven Impuls zu klopfen.

Manchmal gibt es Widerstand dagegen, die negativen Einstimmungssätze zu sprechen, weil man ja seit Jahren immer wieder gehört hat, man solle positiv denken und sprechen. Grundsätzlich stimmt das natürlich, denn wenn wir das Negative ansprechen und unsere Aufmerksamkeit darauf richten, verstärken wir es in unserem Leben.

Hier geht es aber darum, durch den Einstimmungssatz die energetische Blockade zu aktivieren, damit sie durch das Klopfen aufgelöst werden kann. Es ist völlig ausgeschlossen, dass Sie mit dem Klopfen der negativen Sätze das Problem noch verstärken. Das habe ich mit Hunderten von Klienten und Kursteilnehmern noch nie erlebt. Möglich ist allerdings, dass es innerhalb der ersten Klopfrunde mit negativen Sätzen zu einer Verstärkung des Gefühls kommen kann, weil Sie noch nicht wirklich auf Ihr Problem eingestimmt waren. Diese nimmt aber sofort innerhalb von 10 bis 30 Sekunden wieder ab, wenn Sie weiter klopfen.

Ein Beispiel aus der Praxis

Wenn der Einstimmungssatz recht allgemein formuliert ist, kann man damit durchaus eine gewisse Wirkung erzielen, beispielsweise mit Sätzen wie: »Auch wenn ich ein ängstlicher Mensch bin, liebe und akzeptiere ich mich voll und ganz«; oder: „Auch wenn ich ein schlechtes Selbstwertgefühl habe, liebe und akzeptiere ich mich." Das ist schon mal kein schlechter Anfang, meist aber kratzen Sie damit aber nur an der Oberfläche und bewirken nur eine kleine energetische Veränderung.

Deswegen ist es sinnvoll, das Problem, das bearbeitet werden soll, in einzelne Aspekte aufzuteilen, um punktueller ansetzen zu können. Je spezifischer die Formulierung ist, mit der Sie klopfen, umso genauer Sie das Problem benennen, um das es geht, desto besser wirkt das Klopfen. Das heißt, wenn Sie ein Problem haben, ist es empfehlenswert, mehrere unterschiedliche Klopfsequenzen zu klopfen, nämlich alle Aspekte, die das Problem beeinhaltet.

Stellen Sie sich vor, wie Sie eine große Fläche matt beleuchten, wenn Sie eine Taschenlampe aus größerem Abstand darauf richten. Wenn Sie aber ganz nah herangehen, haben Sie einen gebündelten Lichtstrahl auf einer viel kleineren Fläche und können deshalb auch viel genauer sehen, was da ist.

Bearbeiten Sie einen Aspekt nach dem anderen und gehen Sie möglichst erst dann zum nächsten Aspekt über, wenn Sie den einen vollständig aufgelöst haben (außer, wie schon erwähnt, wenn ein starkes Gefühl aufkommt, dann können Sie gleich zu diesem springen). Ich möchte das an einem Beispiel aus meiner Praxis verdeutlichen.

Eine junge Frau kam mit Lampenfieber und Angst, vor anderen Menschen zu sprechen, zu mir in die Praxis. Sie war dabei, ihr Studium in Chemie abzuschließen und musste noch die Präsentation ihrer Abschlussarbeit vor mehreren Professoren und anderen Mitwirkenden halten. Das schien ihr ganz und gar unmöglich.

Wir hätten anfangen können, mit dem Satz zu klopfen: „Auch wenn ich solche Angst habe, vor Menschen zu sprechen, liebe und akzeptiere ich mich von ganzem Herzen." Das hätte eine gewisse Wirkung gezeigt, aber wahrscheinlich nicht ausgereicht, um die Angst vollständig zu beseitigen. Wirkungsvoller ist es, die verschiedenen Aspekte der Angst zu klopfen. Also bat ich sie, an diese Präsentation zu denken und die Angst auf der Skala von 0 bis 10 einzuschätzen. Sie war auf 9 bis 10, sagte sie. Die Angst war also sehr stark.

„Was macht Ihnen dabei am meisten Angst?“ fragte ich. „Dass ich mitten in der Rede stecken bleibe, mich verhaspele und blamiere.“ Das war für sie der wichtigste Aspekt des Problems. Dafür klopften wir: „Auch wenn ich solche Angst habe, mitten in meiner Rede stecken zu bleiben und mich zu blamieren, liebe und akzeptiere ich mich von ganzem Herzen.“ Dazu wählten wir die Kurzform: „Ich habe große Angst, stecken zu bleiben“ und „Ich habe Angst, mich zu blamieren.“

Als wir damit den Skalenwert deutlich reduziert hatten, fragte ich sie, was sie noch für Bedenken hätte. Sie nannte mehrere Aspekte wie: „Ich habe Angst, dass mich alle anschauen. Sie könnten merken, dass ich gar nicht so viel weiß. Ich könnte anfangen zu stottern.“ Außerdem erwähnte sie wieder die Angst, sich zu blamieren. Alle diese Bedenken sind Aspekte des Lampenfiebers und wir klopften sie alle nacheinander – bei jedem neuen Aspekt machten wir auch wieder einen neuen Einstimmungssatz. Der Wert ihrer Angst ging so immer weiter nach unten, bis sie nach etwas einer halben Stunde sagte, sie würde sich schon viel entspannter und gelöster fühlen.

Die Angst, sich zu blamieren, geht in der Regel damit einher, dass man dem, was andere Menschen über einen denken, einen übersteigerten Wert beimisst. Deshalb fragte ich sie, ob dies ein Problem für sie sei. Sie bestätigte, dass sie sich meist an dem orientieren würde, was andere sagen, anstatt auf ihre eigene Stimme zu hören. Dazu klopften wir ebenfalls mehrere Runden. Danach machten wir noch mehrere Runden EFT mit positiven Sätzen, die bestärken, sich vor anderen selbstbewusst und frei zu fühlen.

Dann fragte ich erneut nach ihrem Skalenwert. Nun war die Angst auf 2, was sehr gering ist. Da ich am Anfang auch gefragt hatte, wann diese Angst denn begonnen hatte, und die Klientin erwähnt hatte, dass es bei einem Vorlesen in der Schule gewesen sei, bei dem der Lehrer sich über sie lustig gemacht hatte, klopften wir auch diese negative Erinnerung. Danach war sie zuversichtlich, dass sie diese Präsentation souverän meistern könne. Mehrere Wochen später schickte sie mir eine SMS: „Hat alles gut geklappt, ganz ohne Probleme! Vielen Dank!"

Die meisten Probleme beinhalten mehrere Aspekte. Da eine Klopfrunde aber kaum eine Minute dauert, kommt man trotzdem sehr schnell voran. In einer halben Stunde können Sie leicht fünf, sechs und mehr Aspekte auflösen.

In diesem Beispiel habe ich meine Klientin befragt, um die verschiedenen Aspekte ihrer Vortragsangst herauszufinden. Oft zeigen sich weitere Aspekte eines Problems aber spontan, wenn einem zum Beispiel beim Klopfen Details einfallen, Erinnerungen aufsteigen oder Gefühle hochkommen. Seien Sie für diese Signale offen. Auf diese Weise hilft Ihnen Ihr Unbewusstes, mit dem Klopfen erfolgreich zu sein.

Manchmal treten auch körperliche Empfindungen auf, wie Druck im Magen oder Enge im Hals. Auch das sind neue

Aspekte, die zum Thema gehören und sich energetisch eben körperlich zeigen, die wir wie gewohnt mit EFT behandeln. Zum Beispiel: „Auch wenn ich jetzt ein komisches Gefühl im Bauch habe, liebe ich mich von ganzem Herzen." Oder: „Auch wenn es mir im Hals eng wird, wenn ich an dieses Thema denke, liebe ich mich voll und ganz."

Letztendlich können beim Klopfen neue Gedanken, neue Gefühle oder auch Körperempfindungen auftreten. Oder es passiert gar nicht, was aber nicht heißen muss, dass sich energetisch nichts tut.

Bei jeder Klopfrunde kommt Energie ins Fließen und dadurch kommt das Nächste hoch, was energetisch mit dem Problem zusammenhängt. So wandern wir von einem Aspekt zum nächsten. Wir können es uns wie bei einer Zwiebel vorstellen. Wir lösen die äußerste Schale ab und darunter liegt die nächste, die man erst jetzt sehen kann, weil sie davor verdeckt war. So ist es auch beim Klopfen. Unser Unbewusstes wird meist genau das nach oben holen, was der nächste Schritt ist, um dieses Problem weiter aufzulösen.

Es kann ganz normal sein, dass beim Klopfen auch unangenehme Gefühle und Gedanken hochkommen, die gar nichts mit dem momentanen Thema zu tun zu haben scheinen. Energetisch sind diese Themen aber verbunden, und deswegen zeigen sie sich an dieser Stelle. Machen Sie sich eine Notiz und klopfen Sie weiter. Die Gefühle und Gedanken, die mit dem Thema Erfolg und Fülle zusammen hängen, sind oft komplex, und manchmal kommt man auch an Themen, an die man vielleicht erst nicht gedacht hätte. Das hat allerdings auch den großen Vorteil, dass Sie mit dem Klopfen an Ihrem

Thema sehr wahrscheinlich auch andere Problembereiche in Ihrem Leben mit auflösen, die Ihre Freude und Ihr Wohlfühlen beeinträchtigen.

Übrigens: wenn Sie mit sich klopfen und plötzlich das Gefühl habe, dass es reicht, dann hören Sie ruhig auch mittendrin auf. Sie sollten natürlich sich selbst verpflichten, bald wieder an dem Thema weiter zu machen, aber im Grunde spricht nichts dagegen, ein Thema von 8 auf 5 der Stressskala herunter zu klopfen und dann eine Pause von mehreren Tagen zu machen. Die Bedingung dafür ist allerdings, dass Sie nur aufhören, wenn Sie sich wohl fühlen, nicht dass noch Reste eines unangenehmen Gefühls da sind.
Wenn Sie allerdings immer verfrüht aufhören, können Sie sich fragen, ob dass ein Ausweichen oder Ablenkungsmanöver ist. Dann wäre vielleicht erst mal das Klopfen der psychischen Umkehr angebracht.

Die psychische Umkehr

In der Kinesiologie wird vorwiegend mit einem Muskeltest gearbeitet. Er beruht darauf, dass uns eine positive Aussage gut tut und energetisch stärkt, während eine negative Aussage Stress erzeugt und schwächend wirkt. Diese Reaktion wird mit dem Muskeltest festgestellt.

Roger Callahan entdeckte nun aber, dass der Testmuskel bei manchen Menschen auf positive Aussagen schwach reagierte und bei negativen stark. Dieses Phänomen nannte er psychische Umkehr (PU). Sie ist Hinweis auf eine energetische Blockade, bei der die Energie in die falsche Richtung läuft. Man ist sozusagen energetisch verkehrt herum gepolt. Eine psychische Umkehr in einem bestimmten Bereich bewirkt, dass sich die betroffene Person zu ihrem Ziel oder ihrer Absicht völlig konträr verhält, sich also selbst immer wieder sabotiert – oft ohne es selbst zu bemerken. Die Erfahrung wird dann etwa so zusammengefasst: Ich kann machen, was ich will, ich habe einfach keinen Erfolg, oder ich kann mir das noch so oft vornehmen, ich mache es dann ja doch nicht.

Nehmen wir zum Beispiel eine Frau, die bis jetzt erfolglos versucht hat, abzunehmen. Wenn sie den Satz spricht: „Ich möchte in diesem Jahr soundsoviel Kilos abnehmen", testet ihr Muskel schwach. Es liegt offensichtlich eine psychische Umkehr vor, die ihr Vorhaben energetisch blockiert. Unbewusst wird sie alles Mögliche tun, um ihr Ziel zu sabotieren. Entsprechend wird sie auf einen Muskeltest mit dem Satz: „Ich möchte dick bleiben", stark, also positiv reagieren. Die psychische Umkehr bewirkt, dass der Mangel in Harmonie mit ihrem Energiesystem ist.

Wenn wir etwas nicht tun, obwohl wir wissen, dass es uns gut täte, oder sogar das Gegenteil machen, liegt eine psychische Umkehr vor. Auch wenn wir beispielsweise aus Frust oder Angst zu viel essen, obwohl wir abnehmen wollen, ist eine psychische Umkehr die Ursache. Unser Unterbewusstsein liefert uns mit „Frust" oder „Angst" das (scheinbare) Argument, gegen unser erklärtes Ziel zu handeln. Jedes Sabotageprogramm in uns ist auf eine psychische Umkehr zurückzuführen.

Wenn wir den Einstimmungssatz sprechen, wird durch das Klopfen des Handkantenpunktes oder Massierens des sensiblen Punktes die damit verbundene psychische Umkehr angesprochen und (zumindest vorübergehend) aufgelöst. Manchmal reicht das aber nicht aus, weil die psychische Umkehr zu massiv ist. Jede Form von Suchtverhalten, zwanghaften Verhaltensweisen oder chronischen Krankheiten geht auf psychische Umkehrungen zurück.

Eine psychische Umkehr sollte vor dem eigentlichen Klopfen behandelt werden, um die Bahn frei zu machen. Lesen Sie die folgenden Sätze aufmerksam und fühlen in sich hinein, mit welchen Sie in Resonanz gehen, was sich durch Zustimmung, aber auch heftige Ablehnung: „Ich doch nicht!“, zeigen kann. Vor allem sollten Sie das mit den Themen tun, die Ihnen schwierig und unüberwindlich erscheinen. Mit all diesen Sätzen sollten Sie klopfen, bevor Sie Ihre anderen Themen in Verbindung mit dem Problem angehen. Wenn Sie bei einem Satz unsicher sind, sollten Sie ihn auf jeden Fall auch klopfen. Und am besten ist es, wenn Sie unsicher sind, wenn Sie und ein existentielles Thema angehen möchten, einfach jeden dieser Sätze klopfen, denn schaden kann es nicht und Sie sind sicher, nichts zu übersehen.

Machen Sie mit jedem Satz einen normalen Klopfablauf wie beschrieben. Dabei sollen die Sätze nicht weiter variiert werden. Bleiben Sie bei dem einen Einstimmungssatz und seiner Kurzversion. Es ist gut, diese Sätze für eine gewisse Zeit jeden Tag zu klopfen, um sicher zu gehen, dass die psychische Umkehr aufgelöst wird, auch wenn sie vielleicht hartnäckig ist.

„Auch wenn ich mich nicht mit all meinen Problemen und Unzulänglichkeiten akzeptieren kann, liebe und akzeptiere ich mich von ganzem Herzen."

Kurzversion: „Ich kann mich nicht mit meinen Problemen akzeptieren."

„Auch wenn ich meine Probleme nicht voll und ganz überwinden kann, liebe und akzeptiere ich mich von ganzem Herzen."

Kurzversion: „Ich kann meine Probleme nicht überwinden."

„Auch wenn ich meine Probleme nicht voll und ganz überwinden will, liebe und akzeptiere ich mich."

Kurzversion: „Ich will meine Probleme nicht überwinden."

„Auch wenn es für mich nicht sicher ist, meine Probleme zu überwinden, liebe und akzeptiere ich mich."

Kurzversion: „Es ist für mich nicht sicher."

„Auch wenn ich Angst habe, meine Probleme zu überwinden, liebe und akzeptiere ich mich von ganzem Herzen."

Kurzversion: „Ich habe Angst."

„Auch wenn ich es nicht verdiene, mein Problem zu überwinden, liebe und akzeptiere ich mich."

Kurzversion: „Ich verdiene es nicht."

„Auch wenn ich nicht daran glaube, dass ich mein Problem überwinden kann, liebe und akzeptiere ich mich von ganzem Herzen."

Kurzversion: „Ich glaube nicht, dass ich Erfolg haben kann."

„Auch wenn ich es nicht wert bin, so zu leben, wie ich es möchte, liebe und akzeptiere ich mich voll und ganz."

Kurzversion: „Ich bin es nicht wert."

„Auch wenn ich nicht alles dafür tue, meine Probleme zu überwinden, liebe und akzeptiere ich mich von ganzem Herzen."

Kurzversion: „Ich tue nicht alles dafür."

„Auch wenn ich mich immer wieder selbst sabotiere, liebe und akzeptiere ich mich von ganzem Herzen."

Kurzversion: „Ich sabotiere mich selbst."

„Auch wenn ich nicht gut genug bin, liebe und akzeptiere ich mich von ganzem Herzen."

Kurzversion: „Ich bin nicht gut genug."

„Auch wenn nichts und niemand mir helfen kann, liebe und akzeptiere ich mich."

Kurzversion: „Nichts und niemand kann mir helfen."

„Auch wenn ich mir nicht gestatte, Erfolg zu haben, liebe und akzeptiere ich mich von ganzem Herzen."

Kurzversion: „Ich gestatte mir nicht, Erfolg zu haben."

„Auch wenn mir Veränderungen Angst machen, liebe und akzeptiere ich mich."

Kurzversion: „Veränderungen machen mir Angst."

Und hier noch ein paar Sätze für den Fall, dass Sie an EFT zweifeln und Schwierigkeiten haben, an ein erfolgreiches Klopfen zu glauben:

„Auch wenn ich im Grunde nicht glaube, dass EFT eine wirksame Methode ist, liebe und akzeptiere ich mich."

Kurzversion: „Ich glaube nicht an EFT."

„Auch wenn EFT bei mir sicher nicht funktioniert, liebe und akzeptiere ich mich von ganzem Herzen."

Kurzversion: „EFT funktioniert bei mir nicht."

„Auch wenn EFT zu verrückt ist und mir nicht helfen kann, liebe und akzeptiere ich mich."

Kurzversion: „EFT kann mir nicht helfen."

Mit Gefühlen umgehen

Bis jetzt haben wir unliebsame Gefühle als etwas Unerwünschtes angesehen, das wir schnell umwandeln wollen, und das ist auch ganz richtig so. Warum sollten wir etwas aushalten, wenn wir es mit einer so effektiven Methode wie EFT schnell ändern können? EFT ist eine unschätzbare Hilfe bei der Lösung emotionaler Probleme.

Doch das ist nur die eine Seite, die andere ist, dass unangenehme Gefühle nicht nur unangenehm und leidvoll sind, sie sind auch ein Indikator, der uns unbestechlich anzeigt, wo wir in Bezug auf ein bestimmtes Thema gerade stehen und dass dieser Standpunkt vielleicht nicht so ganz dem entspricht, was wir uns unter Glück und Lebensfreude vorstellen.

Es reicht nicht immer aus, negative Gefühle mit EFT aufzulösen und es dabei zu belassen. Negative Gefühle, die immer wieder auftauchen, weisen darauf hin, dass es Not tut, tiefer zu schürfen und an den Lebensgewohnheiten wirklich etwas zu ändern. Mit EFT verändern wir die Einstellung zu dem Thema, zu dem wir klopfen. Oft ändert sich allein dadurch schon die Situation zum Besseren. Doch es gibt auch Fälle, bei denen wir mehr tun müssen.

Um ein Beispiel zu nennen: Wenn Sie erkennen, dass Sie immer wieder unnötige Spontaneinkäufe machen, wenn Sie traurig sind, dann können Sie diese Zwangshandlung mit EFT auflösen. Das bewirkt aber nicht, dass Sie nicht mehr traurig sind. Natürlich können Sie dann EFT auf die Traurigkeit anwenden. Wenn die Traurigkeit aber immer wieder kommt, dann sollte man nach dem Auslöser dafür forschen. Das kann zum Beispiel eine lieblose Partnerschaft sein. Auf die Lieblosigkeit in der Partnerschaft wirkt EFT natürlich nicht, deshalb müssen Sie an diesem Punkt eine Entscheidung treffen.

Sie können alles beim Alten lassen und sich mit fortgesetztem Klopfen über Wasser halten. Sie können die Partnerschaft beenden und Ihr Glück neu versuchen. Oder Sie können grundlegende Änderungen in der Partnerschaft anstreben. Dabei kann Ihnen (und Ihrem Partner) EFT natürlich ebenfalls helfen.

Noch ein anderes Beispiel: Meine Tochter besuchte vor vielen Jahren die zwölfte Klasse im Gymnasium. Sie hatte immer wieder Probleme, morgens aus dem Bett zu kommen, schob die Hausaufgaben lustlos vor sich her und hasste Klassenarbeiten.

Das einzig Gute an der Schule war, dass sie ihre Freunde dort traf, gegen alles andere hatte sie einen beträchtlichen Widerstand aufgebaut. Wenn ich mit ihr EFT machte, schwand der Widerstand schnell und sie machte sich morgens mit bester Laune auf den Weg zur Schule, aber nach etwa zwei Wochen baute er sich wieder auf, weil seine Ursache nicht behoben war. Und dann waren auch die unangenehmen Gefühle wieder da. Sie hatte sich jedoch dazu entschlossen, diese unangenehme Situation zu ertragen, um ihr Ziel, das Abitur, zu erreichen, also war das eine dieser Situationen, die man eben aushält, um etwas anderes zu erreichen.

Wenn also bestimmte negative Gefühle immer wieder auftauchen, obwohl Sie sie erfolgreich klopfen, können Sie prüfen, ob es tiefer liegende Gründe gibt oder ob Sie eine grundsätzliche Entscheidung treffen sollten, um den Auslöser für diese Gefühle aus Ihrem Leben zu entfernen, so dass Sie auf Dauer glücklicher und entspannter sein können.

Legen Sie los: das erste Klopfen!

Am besten versuchen Sie es gleich mit einem einfachen Thema. Nehmen Sie eine Begebenheit aus der Vergangenheit, die unangenehme Gefühle in Ihnen auslöst, wenn Sie daran denken. Das kann schon viele Jahre her sein oder gerade gestern gewesen sein, das ist beides gut. EFT gleicht das Ungleichgewicht auf und löst negative Gefühle auf, egal, wie lange man schon an der unangenehmen Erinnerung leidet.

Für das erste Mal nehmen Sie vielleicht auch eine Begebenheit, die nicht immer wieder aufgetreten ist, also ein einzelnes negatives Erlebnis. Natürlich kann man alle unangenehmen Erinnerungen beklopfen, aber wir wollen jetzt ein einfaches erstes Klopfen erleben, denn wenn Sie ein Erfolgserlebnis haben, ist das die beste Garantie, dass Sie wirklich dabei bleiben und das Klopfen in Ihren Alltag beibehalten.

Haben Sie eine Erinnerung gefunden, die Sie gerne loswerden würden? Bewerten Sie sie auf der Stressskala und gestalten Sie den Einstimmungssatz wie gehabt:

„Auch wenn diese Erinnerung so schlimm ist für mich, liebe und akzeptiere ich mich von ganzem Herzen."

Sprechen Sie drei Mal diesen Einstimmungssatz, während Sie den Handkantenpunkt klopfen oder den sensiblen Punkt massieren. Dann klopfen Sie alle Klopfpunkte nacheinander für drei bis vier Klopfrunden und sprechen dabei die folgenden Kurzversionen nacheinander (immer ein kurzer Satz für einen Punkt): „Diese schlimme Erinnerung", „Ich möchte das niemals wieder erleben", „Ich fühle mich schlecht, wenn ich daran denke", „Ich fühle mich ... (setzen Sie das unangenehme Gefühl ein, dass Sie haben, wenn Sie daran denken, wie wütend, ängstlich usw).

Einatmen ausatmen, nochmals den Stresswert schätzen. Und wie ist es? Meist sinkt bei EFT der Wert 1 bis 2 Punkte durchschnittlich pro Klopfrunde. Aber dies ist natürlich auch individuell sehr verschieden, manche brauchen grundsätzlich länger (was auch an einer psychischen Umkehr liegen kann) und immer mal wieder stolpere ich über einen Klienten, bei dem mit einer Klopfrunde pro Aspekt alles gegen 0 oder 1 der Stressskala geht.

Diese Runde habe ich unzählige Male als Einführung bei meinen EFT-Grundkursen gemacht und es ist für die Teilnehmer immer wieder erstaunlich, wie in wenigen Minuten ein unangenehmes Gefühl dahinschmelzen kann und Leichtigkeit und Freude Platz macht.

Vielleicht möchten Sie noch zwei drei Runden anschließen, so dass Sie das unangenehme Gefühl noch mehr loslassen können? Oder legen Sie gleich mit dem Nächsten los!

Fragen und Antworten für Anfänger

Wie finde ich die richtigen Sätze?

Am allerwichtigsten ist es, authentisch das auszudrücken, was Sie fühlen. Eine Hilfe kann sein, dass Sie sich vorstellen, Sie würden einer guten Freundin oder einem guten Freund Ihre Situation schildern. Beispiel: „Und als sie mich eine blöde Hinterwäldlerin nannte, habe ich mich gefühlt, als wäre ich verraten worden“ wird zu „Auch wenn ich mich fühle, als wäre ich verraten worden, als sie mich eine blöde Hinterwäldlerin nannte, liebe...“ Rezensieren Sie sich nicht, niemand hört Ihnen ja zu, Sie klopfen für sich. Drücken Sie sich einfach so aus, wie es ganz spontan aus Ihnen herausfließt, so wie Sie es empfinden. Wenn heftige Gefühle der Wut mit dabei sind, schwächen Sie sie nicht ab, drücken Sie es ruhig drastisch aus. Die Sätze müssen auch nicht kurz und wohlgewählt sein. Anstatt „auch wenn ich mich manchmal etwas überesse und mich dann schlecht fühle“ könnte „auch wenn ich mich wie eine fette Kuh fühle, wenn ich in mich hineingefressen habe“ das momentane Gefühl besser ausdrücken. Sie können beim Klopfen mit den Sätzen kaum etwas falsch machen. Wichtig ist allerdings, dass Sie zuerst das Negative klopfen und dann das Positive.

Muss ich die Sätze immer variieren?

Ich habe vorgeschlagen, die Einstimmungssätze und die Kurzversion möglichst immer leicht um das Problem – oder besser gesagt, um den momentanen Aspekt des Problems – zu variieren. Wenn Sie aber noch nicht so leicht in den Flow kommen, dass Sie die Sätze einfach aus sich heraus fließen lassen, muss das auch nicht unbedingt sein. Es kann auch sehr gut wirken, wenn Sie drei Mal denselben Einstimmungssatz sprechen und bei allen Punkten dieselbe Kurzform klopfen. Für die Zukunft ist es allerdings hilfreich, wenn Sie leichte Variationen um das Thema herum einbauen.

Aber Achtung: klopfen Sie nur den momentanen Aspekt – wie z.B. bei dem Problem Existenzangst die Angst vor dem arbeitslos werden. Wenn dann ein neuer Aspekt auftaucht, wie z.B. die Scham, es beruflich noch nicht weit gebracht zu haben, müssen Sie einen neuen Einstimmungssatz machen.

Ist es schlimm, wenn ich einen Punkt vergesse?

Nein, das macht gar nichts, wenn Sie ansonsten genügend Meridianpunkte klopfen. Die Meridiane hängen energetisch zusammen und beeinflussen sich gegenseitig. Es geht nicht um einen bestimmten Punkt, sondern um das Anregen des Meridiansystems allgemein, die zur Harmonisierung führt. Wenn Sie allerdings jedes Mal einen bestimmten Punkt vergessen, klopfen Sie anfangs mit der Abbildung vor Augen, damit Sie sich die Klopfroutine nicht unvollständig einprägen.

Wie oft soll ich klopfen?

Es ist natürlich am allerbesten, Sie machen eine tägliche Routine daraus, wie das Zähne putzen. Jeden Tag ein paar Minuten den Alltagsstress ablösen und aktuelle Probleme gleich bearbeiten wird auf Dauer den größten Erfolg bringen. Für die meisten Klopfanwender ist die Häufigkeit des Klopfens sehr individuell. Ich klopfe manchmal wochenlang nicht, weil nichts Besonderes ansteht, und dann wieder fünf Mal am Tag zehn Minuten, weil ich es in einer Stresssituation brauche. Machen Sie es so, wie Sie das Bedürfnis verspüren.

Kann ich zu viel klopfen?

Wenn es zu viel wird, merken Sie es. Sie haben dann das deutliche Gefühl, dass es reicht und die Punkte werden sogar leicht schmerzhaft. Wenn Sie also vorhaben, einen ganzen Tag lang zu klopfen, um endlich einmal eine große Veränderung bewirken zu können, wird Ihnen ihr Energiesystem vermutlich nach ein oder zwei oder drei Stunden anzeigen, dass es zu viel ist. Hören Sie auf Ihr inneres Gefühl und Ihr Körperempfinden.

Wie stark soll ich klopfen?

Klopfen Sie mehrere Male ganz leicht auf jedem Punkt, es ist nicht nötig, stark auf sich einzuhämmern. Es ist auch egal, ob Sie fünf Mal oder zehn Mal an jedem Punkt klopfen, das macht jeder individuell verschieden.

EFT für Fortgeschrittene

Die richtigen Fragen stellen

Manche Themen können sehr verzwickt sein, und dann steht man da und fragt sich, mit welchem der vielen verschiedenen Gefühle man jetzt anfangen soll und was überhaupt hinter dem Problem steht. Sich selbst dabei die richtigen Fragen zu stellen kann dann sehr hilfreich sein, um den Hintergrund zu beleuchten und sich klarer zu werden, mit welchen Begebenheiten der Vergangenheit oder Überzeugungen das Problem zu tun hat. Mit den richtigen Fragen fällt es leichter, tiefe blockierende Überzeugungen, die mit dem Thema zu tun haben, aufzudecken. So können Sie leichter an die wirkliche Ursache Ihres Problems herankommen. Hier ist eine hilfreiche Liste von Fragen, die Sie sich stellen können:

- Was macht das Problem mit mir?
- Wie fühle ich mich, wenn ich an das Problem denke?
- An was oder wen erinnert mich das Problem?
- Was für Konsequenzen habe ich daraus gezogen?
- Wann ist das Problem zum ersten Mal aufgetreten?
- Woher habe ich diese Überzeugung? Wer hat das gesagt?
- Wie wäre es, wenn ich das Problem nicht mehr hätte?

Die beruhigende Herzatmung

Die beruhigende Herzatmung ist eine hilfreiche Atemübung, die in nur drei bis vier Minuten mehr innere Ruhe bringen kann. Sie ist vor allem hilfreich zwischendurch, wenn Sie nervös und aufgeregt sind oder Ihre Ängste und Sorgen Sie abends nicht einschlafen lassen. Sie hilft Ihnen, den Stress loszulassen, Ihre Gedanken zu beruhigen und zu entspannen. Sie ist auch eine tolle ergänzende Übung, bevor man mit EFT beginnt, und ich mache sie oft direkt vor dem Klopfen. Bei dieser Technik kombinieren wir bewusste Atmung mit kurzen Begriffen.

Anleitung

1. Setzen oder legen Sie sich bequem hin und richten Sie Ihre Aufmerksamkeit auf Ihre Herzregion. Zur Unterstützung können Sie auch eine oder beide Hände über Ihr Herz legen. Lassen Sie Ihren Atem etwas langsamer werden und atmen Sie bewusst ein und aus, während Sie sich auf Ihre Herzregion konzentrieren. Wenn Gedanken kommen sollten, dann lassen Sie sie einfach wieder gehen und wenden Sie sich wieder Ihrem Herzen und Ihrer Atmung zu. Atmen Sie so eine Minute lang.

2. Bleiben Sie bei der ruhigen bewussten Atmung. Nun verbinden Sie mit dem ein- und ausatmen bestimmte Wörter, die Ihnen helfen werden, sich noch mehr zu entspannen. Denken Sie den Begriff „Ruhe“ beim einatmen, und nochmals beim ausatmen. Versuchen Sie, diese Ruhe in Ihrem Herzen zu fühlen. Atmen Sie so eine Minute lang mit dem Wort „Ruhe“

(wenn Sie lieber das Wort „Stille“ nehmen möchten, ist das auch möglich).

3. Bleiben Sie bei der ruhigen bewussten Atmung. Nun wählen Sie den Begriff „Frieden“ beim ein- und ausatmen und stellen sich dabei vor, Ihr Herz mit „Frieden“ zu füllen.

4. Bleiben Sie bei der ruhigen bewussten Atmung. Als letztes nehmen wir den Satz „es ist gut so, wie es ist“. Sagen Sie sich „es ist gut so, wie es ist“ beim Einatmen und wieder beim Ausatmen und versuchen Sie, es im Herzen zu fühlen.

Sie werden spüren, dass nur wenige Minuten dieser Übung genügen, um Sie spürbar ruhiger und entspannter werden zu lassen. Das Klopfen wird meist schneller und leichter anschlagen, wenn Sie zuerst diese Übung machen. Grundsätzlich ist es sinnvoll, sie jeden Tag auch ohne EFT mindestens zwei Mal oder öfter zu machen. Sie ist einfach, aber sehr wirksam und auch ganz einfach im Alltag zwischendurch anzuwenden.

Bestätigungssätze

Sie sind ja schon mit der Struktur des Einstimmungssatzes vertraut:

„Auch wenn ich (Problem)..., liebe und akzeptiere ich mich voll und ganz“.

Ein Bestätigungssatz ist eine sinnvolle Ergänzung zu dem Einstimmungssatz, der bei diesem angehängt wird. So lassen sich noch weitere Aspekte – diesmal positive – in den Klopfablauf mit hineinbringen. Sie finden bei den Klopfsequenzen ebenfalls einige Beispiele für Bestätigungssätze, von denen Sie sich inspirieren lassen können. Die Bestätigungssätze werden vorwiegend bei emotionalen Themen angewandt, auch ich mache sie nicht immer, sie sind also keineswegs ein Muss. Dies sind nur Beispiele, Sie können natürlich je nach Wunsch noch viele weitere bilden. Die Stellen, wo Punkte sind, werden von Ihnen je nach Thema ergänzt.

„Auch wenn ich (Problem) ... , liebe und akzeptiere ich mich voll und ganz und...

- ich entscheide mich für...
- ich entscheide mich, mich ganz zu lieben und mir zu vertrauen
- ich bin bereit, dies zu ändern
- ich bin bereit, dies anders zu sehen
- ich bin bereit, dies los zu lassen
- ich bin fest entschlossen, dies nun zu heilen
- ich wähle, nun frei zu sein von...
- ich wähle, es nicht persönlich zu nehmen
- ich wähle, mir selbst voll und ganz zu vergeben
- ich wähle, voller Frieden zu sein mit mir
- ich wähle, sanft mit diesem Thema umzugehen
- ich wähle, zu vergeben
- es ist in Odnung, dass...

- ich sehe, dass es hart war für mich, aber es ist nun vorbei, und ich bin bereit, dies los zu lassen
- ich respektiere den Teil in mir, der mich beschützt
- ich lasse mein Verlangen nach Kontrolle los
- obwohl es mir in der Vergangenheit half, brauche ich es jetzt nicht mehr
- ich öffne mich jetzt dafür, dass...
- ich öffne mich dafür, mich in jeder Hinsicht göttlich versorgt zu fühlen
- ich öffne mich jetzt dafür, dass es mit Leichtigkeit und Freude geschieht
- ich bitte jetzt um Klarheit und Inspiration in dieser Angelegenheit
- ich erfahre täglich Wunderbares und überraschend Schönes“

Mit anderen Menschen klopfen

Es versteht sich von selbst, dass Sie zuerst Klopferfahrungen mit sich selbst sammeln, bevor Sie auch andere Menschen beklopfen. Das hilft Ihnen, den Ablauf richtig zu erklären. Es gibt ein paar Richtlinien, die Sie beachten sollten.

Klopfen Sie nicht mit Menschen mit schweren psychischen Störungen (Bipolare, Zwangsneurotiker, Magersüchtige, Menschen mit Psychosen oder schweren Depressionen – leichte depressive Anwandlungen sind allerdings okay), Sie könnten eventuelle negative Erst-Reaktionen vielleicht nicht auffangen. Dasselbe gilt für Menschen mit Traumata und schweren körperlichen Krankheiten. Lassen Sie die Finger davon, bis Sie ein wirklicher Profi mit EFT sind und zusätzlich eine Ausbildung in der Behandlung dieser Menschen haben.

Erklären Sie Ihrem Gegenüber kurz den Einstimmungssatz, den Stresswert und zeigen Sie die Punkte, an denen geklopft wird. Machen Sie keine absoluten Aussagen über EFT, Sie möchten sicher vermeiden, dass Sie beide mit Erfolgsdruck in die Sitzung hineingehen. Mit Ausnahme von kleinen Kindern, die Sie selbst beklopfen können, klopft auch das Gegenüber für sich selbst. Sie klopfen während der Sitzung mit und schauen sich, wenn möglich dabei an (manche Menschen haben ein Problem damit, anderen Menschen in die Augen zu schauen und sollten auch nicht dazu gezwungen werden). So sind Sie durch das Klopfen energetisch miteinander verbunden und der Klopfpartner kann sich bei den Punkten an Ihnen orientieren. Geben Sie die Einstimmungssätze und die Kurzversion vor, mit genügend langen Pausen, so dass Ihr Gegenüber Zeit hat, sie nachzusprechen.
Fragen Sie immer wieder, wie der Stresswert auf der Skala steht. Entlassen Sie Ihren Klopfpartner erst wieder, wenn es ihm oder ihr richtig gut geht; brechen Sie nicht mittendrin ab, wenn der Andere sich mittendrin schlecht fühlen sollte. Klopfen Sie bis zu einem harmonischen Abschluss.

Das Stellvertreter-Klopfen

Das ist eine faszinierende Anwendungsmöglichkeit! Wenn es Ihnen nicht möglich ist, mit jemandem zu arbeiten – Babys, Intensivpatienten, Tochter bei einer Prüfung – oder Sie einem Tier oder einer Pflanze helfen möchten, können Sie FÜR jemanden an sich selbst klopfen. Das funktioniert nicht ganz so gut wie das direkte Klopfen, da es eine energetische Arbeit über Entfernung ist, aber es gibt unzählige Berichte über erfolgreiches Klopfen, die man nicht einfach so abtun kann. Wir sind alle energetisch verbunden. Ich habe selbst schon mehrere Male erlebt, wie durchschlagend es wirken kann. Einen Bericht darüber habe ich bei dem Kapitel „EFT mit Tieren" beschrieben.

Wenn Sie für jemanden EFT machen, bedenken Sie, dass Sie niemals jemandem damit schaden können, auch wenn Sie keine Erlaubnis eingeholt haben. Beim Klopfen geht immer alles in Richtung Gleichgewicht und Harmonie, ob Sie negative oder positive Sätze verwenden. Wenn Sie allerdings Bedenken haben, fragen Sie die Person direkt, oder – wenn das nicht möglich sein sollte – fragen Sie innerlich, ob Sie für sie EFT anwenden dürfen. Ein ausgesprochenes oder gefühltes Nein sollte allerdings auch respektiert werden.

Es gibt zwei Möglichkeiten beim Stellvertreter-Klopfen:

1. Sie klopfen für jemanden, d.h. Sie klopfen in der dritten Person. Beispiele: „Auch wenn Tanja so aufgeregt und gestresst ist, liebt sie sich voll und ganz". „Auch wenn mein Hund jedes

Mal so wütend wird, wenn jemand das Grundstück betritt, ist er ein toller Hund". Danach sprechen Sie auch die entsprechende Kurzform. Passen Sie die Worte an, wenn es sich um ein Kind oder ein Tier handelt.

2. Bei der zweiten Möglichkeit stellen Sie sich vor, Sie wären dieser Mensch oder dieses Tier. Legen Sie dabei zuerst Ihre Hand auf Ihr Herz und stellen Sie sich vor, wie von Ihrem Herzen zum Herzen desjenigen, für den Sie klopfen möchten, eine Verbindung hergestellt wird, und sagen Sie sich selbst: Ich bin jetzt (Name desjenigen). Atmen Sie gut ein und fühlen Sie sich in das Thema ein, das Sie beklopfen möchten. Beispiele: „Auch wenn ich so traurig bin, das mein liebster Spielgefährte nicht mehr da ist, bin ich trotzdem eine tolle Katze." „Auch wenn ich Nebel im Kopf habe und Angst vor der Prüfung habe, nehme ich mich vollkommen an." Dann sprechen Sie die entsprechende Kurzform.

Man verbindet sich real energetisch mit dieser Person oder Tier, also können auch neue Aspekte auftauchen, die ungewöhnlich oder überraschend sein können, weil sie nicht Ihrem Muster entsprechen. Ein Stück weit haben Sie sich dann zum Kanal gemacht, und neue Informationen können Ihnen zufließen. Zum Schluss des Klopfens ist es wichtig, sich wieder energetisch zu trennen. Sagen Sie sich selbst: „Ich bin wieder vollständig ich selbst" und atmen gut ein und aus.

Mit Kindern klopfen

Mit ganz kleinen Kindern können Sie Stellvertreterklopfen machen oder ganz sanft die Punkte an ihnen klopfen, und die Kleinen müssen natürlich nicht mitsprechen, Sie sprechen alleine. Größere Kinder ab 5 oder 6 Jahren klopfen gerne selbst und mögen es, wenn man spielerisch mit ihnen EFT macht. Kinder sind energetisch noch nicht so festgefahren wie Erwachsene, d.h. Blockaden lösen sich in der Regel viel schneller als Sie es bei Erwachsenen gewohnt sind.

Eine kindgerechte Wortwahl ist bei dem Klopfen mit Kindern wichtig, denn das Kind soll sich ja verstanden fühlen. Statt „... liebe und akzeptiere ich mich..." sagen Sie lieber „...bin ich ein toller Junge/Mädchen" oder „..., bin ich okay und werde sehr von Mama und Papa geliebt."

Die Werteskala lassen Sie lieber weg und fragen z.B. statt dessen: „Wie ist dein Bauchweh denn jetzt? Sooo groß oder eher so?" während Sie die Arme ausbreiten, um das Ausmaß anzuzeigen. Das Kind wird in der Regel sofort darauf eingehen, und Sie können feststellen, ob sich etwas verändert hat.

Für Tiere klopfen

Für Tiere kann man ebenfalls gut klopfen. Ich habe das Klopfen bei meiner Hündin Jade damals direkt bei ihr ausprobiert. Das funktioniert ganz gut, denn auch Tiere haben Energiebahnen. Aber sie schaute mich nur etwas kritisch an und wollte offensichtlich nicht direkt beklopft werden. Seitdem habe ich das Klopfen direkt am Tier nicht mehr ausprobiert, sondern habe gleich das Stellvertreterklopfen gemacht. Bei größeren Tieren wie Hunden und Pferden kann es allerdings, wenn das Tier nichts dagegen hat, erfolgsversprechend sein, direkt zu klopfen. Beachten Sie alles, was ich zum Stellvertreterklopfen geschrieben habe und passen Sie die Sätze gemäß den Tieren an.

Bei Jade probierte ich es dann mit Stellvertreterklopfen. Darüber habe ich vor mehreren Jahren einen Artikel für meine Homepage geschrieben, der hier folgt.

Ich habe seit mehreren Jahren eine Hündin, die Jade heißt, ein Neufundländer Retriever Mix. Mit sieben Monaten wurde sie zum ersten Mal läufig und litt nach einigen Wochen an Symptomen einer Scheinschwangerschaft, etwas unter Hunden recht Verbreitetes, wie ich erfuhr. Nach jeder Läufigkeit wurde sie scheinschwanger, und jedes Mal litt sie mehr darunter.

Bei Jade äußerte sich das so: Sie hatte offensichtlich die Idee, dass sie Junge zu versorgen hatte oder bald zu versorgen hätte; deshalb ging sie nicht mehr gerne spazieren, ich musste sie ausdrücklich auffordern, mitzugehen, wenn ich aus dem Haus ging. Sie adoptierte ein Kuscheltier im Haus und trug es die meiste Zeit herum. Sie schonte sich und wirkte meist schwerfällig und schwermütig, lag die ganze Zeit auf dem Sofa, interessierte sich für nichts mehr, wollte nicht mal mehr in den Garten gehen (was sie dann abends doch tat, um ein Riesenloch für ihren vermeintlichen Wurf zu buddeln, wobei sie dafür dann wieder alle ihre Energien einsetzen konnte), kurz gesagt, es schien mir, dass Jade einfach keine gute Zeit hatte und sehr ihren Stimmungen unterworfen war.

Ich beschloss nach der dritten Läufigkeit, auf dem Höhepunkt des Ganzen – sie hatte sich schon seit Stunden geweigert, vom Sofa runterzugehen – EFT mit ihr zu machen. Ich hatte schon versucht, an ihr, also an den Punkten in ihrem Gesicht, zu klopfen. Das war ihr offensichtlich unheimlich, und sie hatte mich immer misstrauisch angeschaut und war dann sofort an einen anderen Platz gegangen. Diesmal dachte ich, versuche ich es einmal mit dem Stellvertreterklopfen, das Klopfen FÜR sie, nicht an ihr.

Ich setzte mich neben Jade auf das Sofa, berührte sie aber nicht, und sagte mir selbst: Ich verbinde mich jetzt mit Jade und spreche für sie. Ich stellte mir vor, wie es ist, gerne Junge haben zu wollen und keine zu bekommen, und klopfte dann folgende Sätze:

„Auch wenn ich so gerne Hundebabys hätte und keine habe, bin ich ein toller Hund und werde sehr geliebt."
„Auch wenn ich so traurig und schwermütig bin, weil ich gerne Babys hätte, bin ich ein klasse Hund."
„Auch wenn meine Hormone verrückt spielen, genieße ich mein Leben und fühle mich richtig gut in meiner Familie."

Jeden Satz klopfte ich zwei oder drei Runden. Das Ganze ging nur ungefähr 10 Minuten, Jade schaute mich in dieser Zeit immer wieder fragend an, dann schlief sie einfach auf dem

Sofa weiter. Ich konnte direkt danach nichts Besonderes an ihr erkennen, und ich war mir recht unsicher, ob das wohl eine Veränderung bringen mochte.

Doch am nächsten Tag war sie schon zunehmend entspannter und auch wieder fröhlicher. Sie ließ ihr Kuscheltier wieder in der Ecke liegen und musste es nicht mehr zwanghaft mit sich herumtragen und fing wieder an, wie sonst auch, begeistert auf jedes Spaziergeh-Angebot zu reagieren.

Scheinschwangerschaft war auch seitdem nie wieder ein Problem! Jade hatte in den Jahren danach keinerlei Symptome mehr und ist nach ihren Läufigkeiten ausgeglichen wie immer. Also ein toller Erfolg!. Wenn man bedenkt, wie viele Hündinnen sterilisiert werden, weil sie zwei Mal im Jahr so unter ihren Scheinschwangerschaften leiden und depressiv werden (wurde mir von Bekannten schon öfters berichtet), ist da EFT dann nicht eine einfache und sanfte Alternative?

Nachtrag mehrere Jahre später: Im Sommer 2011 gab es allerdings eine Veränderung bei Jade: sie wurde nach acht Jahren ohne Probleme wieder scheinschwanger, mit Depression und sehr geschwollenem Gesäuge. Ich ging zu zwei verschiedenen Tierärzten mit ihr, die beide empfahlen, ihre Tumoren im Gesäuge operieren zu lassen. Ich wollte allerdings lieber abwarten und Jade nicht gleich eine so große Operation zumuten, und klopfte ausführlich EFT mit ihr. Obwohl die eine Tierärztin sagte, dass es 0 Prozent Wahrscheinlichkeit gebe, dass die Tumoren von alleine verschwinden würden, war nach zwei Wochen Jades Gesäuge wieder zurück gegangen und sah ganz normal aus. Sie wurde auch wieder lebhaft und fröhlich. Ob es an EFT lag? Wahrscheinlich… Ich kann es nicht genau sagen, denn ich habe ihr zusätzlich noch ein homöopathisches Mittel gegeben. Auf jeden Fall ging es ihr noch ein paar Jahre blendend, bis sie dann mit fast 12 Jahren, ein hohes Alter für einen so großen Hund, dann nach kurzer Krankheit starb.

EFT bei körperlichen Problemen

Wir können EFT wunderbar bei Schmerzen und körperlichen Problemen aller Art anwenden. Zuallererst beklopfen wir dabei immer das oder die Symptome, z. B. den Schmerz, den niedrigen Blutzuckerspiegel oder die Bewegungseinschränkung. Es hilft, es so genau wie möglich zu benennen.
Beispiele:

„Auch wenn ich links am Hinterkopf diese stechenden Schmerzen habe, liebe..."
„Auch wenn ich mein rechtes Knie schlecht beugen kann, liebe..."
„Auch wenn meine Schilddrüse zu wenig Hormone produziert, liebe..."

Danach klopfen Sie immer die entsprechende Kurzform dazu, wie z.B. „dieser Kopfschmerz", „ich kann mein Knie schlecht beugen", „ich habe zu wenig Schilddrüsen-Hormone."

Physische Schmerzen können sich während des Klopfens verändern. Sie wandern dann von einer Stelle zur anderen und

auch die Stärke und die Art des Schmerzes oder des Unwohlseins kann von Klopfrunde zu Klopfrunde variieren (Gary Craig nennt dies „chasing the pain“). Dies geschieht sehr häufig und ist eher die Regel als die Ausnahme. Fragen Sie sich selbst alle ein oder zwei Runden, wenn sie mit Schmerz klopfen: Wie ist der Schmerz jetzt? Wie fühlt er sich an? Wo ist der Schmerz jetzt? und passen Sie die Sätze zum Klopfen dementsprechend an.
Wenn tiefer liegende emotionale Ursachen hinter dem Schmerz oder der körperlichen Beeinträchtigung stecken, dann reicht das Symptomklopfen allerdings nicht aus. Dann müssen Sie die emotionalen Ursachen beklopfen; folgende Fragen helfen Ihnen dabei:

Wenn es ein Gefühl geben würde, das mit dem Schmerz in Zusammenhang steht, was könnte es sein?
Wenn der Schmerz eine Botschaft hätte, wie würde sie lauten?
Wofür könnte der Schmerz stehen?
Was war, als die Symptome zum ersten Mal auftraten?
Wofür könnte der Schmerz nützlich sein?
Was macht der Schmerz mit Ihnen?
Wie würden Sie sich fühlen, wenn er plötzlich weg wäre?

Antworten Sie spontan und überlegen Sie nicht zu lange. Manchmal gehen einem richtig „die Lichter an“, wenn man heraus findet, warum das körperliche Leiden zu einer bestimmten Zeit aufgetreten ist.

Wenn Sie beim besten Willen nicht herausfinden, mit was der Schmerz in Verbindung steht, können Sie auch klopfen:

„Auch wenn ich nicht weiß, was dieser Schmerz bedeutet, liebe…"

„Auch wenn ich nicht weiß, woher meine körperlichen Probleme herkommen…"

Die beiden Autoren Louise Hay „Heile deinen Körper" und Rüdiger Dahlke „Krankheit als Weg" haben uns in ihren sehr empfehlenswerten Büchern über Psychosomatik wertvolle Hinweise gegeben, welchen emotionalen Hintergrund ein körperliches Leiden haben kann. Ich habe häufig erstaunliche Übereinstimmungen gefunden, und es lohnt sich immer, dort nachzuschlagen und zu spüren, ob das Geschriebene im eigenen Erleben Resonanz auslöst. Allerdings kann es auch ganz anders gelagerte Gründe geben. Wir sind individuelle Wesen. Deshalb nutzen Sie diese Bücher als Inspiration, aber bitte ohne Dogma.

EFT bei besonders belastenden Situationen

Noch eine kleine Warnung vorweg: wenn Sie ein Trauma erlebt haben und sehr darunter leiden, ist es besser, mit einem EFT-Therapeuten zu arbeiten, der Erfahrung in dieser Hinsicht hat. Wenn Sie alleine klopfen, könnte sonst der Fall auftreten, dass ehemalige Gefühle so übermächtig auftreten, dass Sie damit überfordert sind, Sie das Klopfen dann mittendrin bleiben lassen und es Ihnen eine Weile schlecht geht.

Wenn Sie aber das Gefühl haben, das sehr belastende Thema angehen zu können und es sich anschauen wollen, können

Sie diese Variante des Klopfens machen, die auch tränenlose Traumatechnik genannt wird. Ich habe hervorragende Erfahrungen mit mehreren Klientinnen, die sehr unter früherem sexuellen Missbrauch litten, damit gemacht. Es gibt wenig vergleichbar Erfolgreiches in der psychologischen Traumabehandlung.

Normalerweise stimmen wir uns bei EFT auf das Problem ein, das ist sogar einer der Kernpunkte beim Klopfen. Bei sehr belastenden Ereignissen wollen wir aber gerade das nicht. Ein zu starkes Einstimmen zu Beginn würde zu stark die überwältigenden früheren negativen Gefühle hochholen und Sie könnten überfordert das Klopfen abbrechen und sich dann eine Weile, bis zu Tagen, schlecht fühlen. Mit einer zuerst allgemeinen Herangehensweise wird starker Stress langsam und sanft vermindert.

1. Wenn Sie zu einem traumatischen oder sehr belastenden Thema klopfen möchten, liegt das Thema schon auf dem Tisch und Sie wissen, worum es geht. Sie haben es ja erfahren oder erlebt, und wir möchten jetzt erst den allgemeinen Stress darauf ablösen, bevor wir uns den Aspekten zuwenden. Das heißt, gehen Sie NICHT in die Situation hinein, stellen Sie sich nichts vor, versuchen Sie nicht, an die Situation zu denken oder die Gefühle von damals wieder hochzuholen.
Bewerten Sie nun den Stresslevel des Problems, genau so als ob Sie es sich lebhaft vorstellen würden – was Sie aber nicht tun!

2. Klopfen Sie jetzt allgemeine Sätze, die nicht auf besonders belastende Aspekte des Themas eingehen und vage formuliert sind, und danach die entsprechende Kurzform. Hier sind ein paar Beispiele, die auf die allermeisten Situationen passen:

„Auch wenn ich diese schlimme(n) Situation(en) erlebt habe, liebe..."
„Auch wenn ich mich so schlecht fühle, weil ich Schlimmes erlebt habe, liebe..."
„Auch wenn ich so etwas nie wieder erleben möchte, liebe..."

Beispiele für die Kurzform: „dieses schlimme Erlebnis", „diese schlimme Situation", „ich will das nie wieder erleben", „ich fühle mich immer noch schlecht."

Klopfen Sie nur allgemeine Sätze, bis Sie merken, dass sich der Stress deutlich löst und Sie mit dem Wert der Skala auf 0,1 oder 2 runtergegangen sind.

3. Jetzt haben Sie schon einiges von dem Thema aufgelöst. Stellen Sie sich jetzt die traumatische Erfahrung vor, die Sie erlebt haben, und lassen Sie sie wie einen kurzen Film vor dem inneren Auge ablaufen. Beklopfen Sie alle Aspekte, die negative Gefühle oder negative Körperempfindungen in Ihnen auslösen, ausführlich. Klopfen Sie einen Aspekt nach dem anderen. Klopfen Sie so lange, bis es Ihnen wieder gut geht und sich ein Gefühl des Entspanntseins und Wohlbefindens einsetzt und bis Sie auf der Skala auf 0 oder 1 sind.

Wenn es mehrere ähnliche Ereignisse gibt, beklopfen Sie eine Erfahrung nach der anderen. Fangen Sie mit der ersten oder mit derjenigen an, die Sie am meisten belastet, wenn Sie daran denken. Und keine Sorge: wenn etwas Schlimmes sehr oft aufgetreten ist, müssen Sie nicht wirklich alle klopfen. Ähnliche Erfahrungen sind auch energetisch miteinander verknüpft, und wenn Sie einige – manchmal fünf, manchmal zehn – beklopft haben, werden die anderen negativen Erfahrungen sich mit auflösen. Gary Craig hat das so ausgedrückt: Wenn man ein paar Bäume gefällt hat, gibt es einen Punkt, an dem alle im Wald umkippen, weil die Wurzeln miteinander verbunden sind.

In Akutsituationen klopfen

Wenn irgendetwas Sie akut belastet, Sie einen Verletzten bei einem Autounfall beobachten, jemand Sie gerade angeschrien hat oder Sie einen Schwächeanfall erleiden, dann klopfen Sie sofort – es soll schnell gehen – mehrere Runden alle Punkte durch. Sie müssen nicht sprechen und die Sätze auch nicht denken, auch der Einstimmungssatz ist nicht nötig, es geht ja darum, den ersten Schock abzuwenden, und eingestimmt auf das „Problem“ sind Sie ja schon zu genüge.

Wenn Sie jemand anderem in einer Akutsituation helfen möchten, dann klopfen Sie am besten an sich selbst für den anderen (Stellvertreter-Klopfen) oder klopfen vorsichtig die Klopfpunkte der anderen Person (vorher fragen, oder mental fragen, falls sie nicht ansprechbar ist). Auch da muss nicht geredet werden. So bringen wir das Energiesystem so schnell wie möglich wieder ins Gleichgewicht.

Mental klopfen

Wenn Sie schon mehrere Male EFT für sich gemacht haben und eine gewisse Routine entwickelt haben, werden Sie vielleicht feststellen, dass es ausreicht, die Sätze nur zu denken und dabei zu klopfen und Sie trotzdem eine Wirkung feststellen. Sie können auch mal versuchen, sich die Sätze innerlich zu sagen und dabei die Punkte nur mental klopfen. Dabei können Sie wie bei der normalen Klopfroutine mental einen Punkt nach dem anderen klopfen oder sich vorstellen, dass alle Punkte jedes Mal wie bei einem Aufblitzen aufleuchten und somit angeregt werden.

Das kann sehr von Vorteil sein, wenn Sie sich in einer irgendwie belastenden Situation befinden, wo man auf das Klopfen nur mit Befremden reagieren würde (z.B. bei einem Streit mit dem Chef oder bei einer Trauerfeier). Meiner Erfahrung nach wirkt es gut, aber nicht ganz so gut wie das normale Klopfen. Für den Fall der Fälle ist diese Variation es aber durchaus Wert, sie im Hinterkopf zu behalten.

EFT und Meditation

Die Übung der Meditation ist meiner Meinung nach die hilfreichste und wichtigste Übung, um sich mit seinem innersten

Wesen zu verbinden und zu Ruhe und Gelassenheit zu finden. Es gibt die vielfältigsten Meditationsformen; wir können Mantren singen, langsam gehen, mit einer Kerze meditieren oder einfach nur in Ruhe sitzen. Eine sehr schöne Meditation, Metta, die Meditation der liebenden Güte, die man wunderbar mit EFT verbinden kann, möchte ich hier kurz vorstellen.

Bei dieser Meditation konzentriert man sich nacheinander auf die folgenden vier Sätze und sendet sich selbst liebevolle fürsorgliche Gefühle. Man kann sie im stillen Sitzen machen oder aber auch zwischendurch beim Auto fahren oder spazieren gehen:

Möge ich frei von Leiden sein
Möge ich die Freude meiner wahren Natur kennen
Möge ich glücklich sein
Möge ich in Frieden sein

Um noch eine stärkere Wirkung zu erzielen, verbinden Sie diese Meditation mit EFT. Klopfen Sie jeden Punkt – ohne Einstimmungssatz – und denken oder sprechen Sie dabei diese vier Sätze. Das bringt Ihnen ein besseres Selbstwertgefühl und inneren Frieden. Ich empfehle Ihnen, sich mindestens zehn Tage für diese Übung zu verpflichten, jeden Tag mehrere Minuten, damit Sie eindeutig die Wirkung spüren können.

Wenn Sie mit der Meditation der liebenden Güte noch weiter gehen möchten, machen Sie danach die Meditation nicht für sich selbst, sondern für einen Freund oder Menschen, den Sie lieben. Dann lauten die Sätze folgendermaßen:

Mögest du frei von Leiden sein
Mögest du die Freude deiner wahren Natur kennen
Mögest du glücklich sein
Mögest du in Frieden sein

Weitere Stadien der Metta-Meditation sind: diese guten Wünsche einer Person schicken, der Sie neutral gegenüberstehen, und diese guten Wünsche zu einer Person schicken, die Sie nicht mögen oder gar hassen. Da dieses natürlich am schwierigsten ist, überfordern Sie sich nicht; lassen Sie es langsam angehen und überfluten Sie erst mal sich selbst mit positiver Energie, bevor Sie sie anderen Menschen schicken.

Eine Vision ins Leben rufen

Wir klopfen, um belastende Erinnerungen der Vergangenheit aufzulösen, und genauso können wir für eine wunderbare Zukunft klopfen. Wenn wir ein Ziel oder eine eine Vision haben, denken wir daran, freuen uns über das, was wir uns vorgenommen haben und gehen dann Schritt für Schritt darauf zu. So ist es natürlich optimal, und der Erfolg ist uns sicher. Oft denken wir aber mit gemischten Gefühlen an unser Vorhaben; es gibt Ängste und Vorbehalte, und diese sind unsere Blockaden, die unserem Ziel im Weg stehen. Mit dieser Übung senden Sie Ihrem Unterbewusstsein und dem Universum eine mächtige Botschaft. Sie brauchen dafür Papier und einen Stift:

1. Wählen Sie ein Ziel oder eine Vision, die mehrere Ziele beeinhalten kann und wählen Sie einen bestimmten Zeitpunkt,

an dem das Ziel erreicht sein soll. Es sollte so deutlich in der Zukunft liegen, dass es möglich erscheint, das Ziel in dieser Zeitspanne zu erreichen (ein Jahr, fünf Jahre, zehn Jahre). Springen Sie gedanklich zu dem bestimmten Zeitpunkt und stellen Sie sich vor, wie schön es wäre, alles erreicht zu haben, was Sie sich vorgenommen haben. Schreiben Sie eine ganze Seite auf, wie toll sich Ihr Leben gestaltet, wie schön es mit Ihrem Traummann ist oder wie toll Ihre Selbstständigkeit läuft. Was auch immer Ihr Ziel ist, füllen Sie es mit Leben, schwelgen Sie darin und vertiefen Sie sich voll in Ihre Vision hinein. Wichtig: Schreiben Sie in der Jetztzeit: Ich bin so glücklich mit…, es fällt mir völlig leicht…, es fühlt sich so gut an, das jetzt zu haben. Wenn Unzulänglichkeitsgefühle aufkommen sollten, schieben Sie sie an dieser Stelle beiseite. Wenn Sie jetzt alles, was Sie geschrieben haben, nochmals durchlesen, schätzen Sie auf der Stress-Skala ein, wie sehr Sie an die Vision glauben; die meisten Menschen sind dabei auf 2,3 oder 4 der Skala; das Ziel ist es, so hoch wie möglich zu kommen. Wenn Sie auf 9 oder 10 ist, gibt es kaum etwas, das Sie aufhalten kann.

2. Lesen Sie Ihre Vision nochmals und lassen Sie alle Einwände und Zweifel hochkommen, die Sie in sich haben. Schreiben Sie diese auf einem zweiten Blatt Papier auf, alle „Ja, aber…“ Themen. Beispiele: Aber ich habe gar kein Geld, ich bin zu alt, ich habe schon früher versagt, ich bin einfach nicht gut genug, usw.

3. Und jetzt kommt das, was Ihre Vision Wirklichkeit werden lässt. Wenden Sie jetzt bei jedem Zweifel, bei jeder Angst, bei

jedem „ja, aber…" ausführlich EFT an. Fangen Sie mit dem Einwand an, der für Sie die größte Bedeutung hat (das ist auch die größte Blockade). Seien Sie wachsam, es kann gut sein, dass sich beim Klopfen noch ein paar mehr Glaubenssätze zeigen, die noch nicht aktiviert waren und sich nun offenbaren. Wenn Sie alle beklopft haben, dann schätzen Sie nochmals den Wert auf der Skala mit der Frage, wie sehr Sie jetzt an Ihre Vision glauben oder wie sehr Sie daran glauben, dass Sie Ihr Ziel erreichen können. Sie werden sehen, dass das Ziel oder die Vision näher gerückt sind. Je mehr Blockaden und Ängste sich auflösen, um so freier sind Sie, Ihre Vision zu manifestieren. Ich habe schon öfters Menschen in meinen Kursen erlebt, die nach ausführlichem EFT strahlend sagten, dass Sie das Gefühl hätten, alles erreichen zu können.

Das Unterbewusstsein das Problem lösen lassen

Das ist eine sehr praktische Variante, wenn Sie einmal nicht weiter wissen, wie Sie klopfen sollen oder wenn Sie keine Ahnung haben, woher die Symptome kommen oder was mit dem Problem zu tun hat. Denn wenn etwas– egal was – ein unangenehmes Gefühl auslöst, ist die Energie nicht richtig in Balance. Also können wir es auch beklopfen. Das Unterbewusstsein weiß sehr viel mehr als unser Alltagsbewusstsein, und indem wir es ansprechen, können wir auch energetisch wieder ins Gleichgewicht kommen, auch wenn wir es im Moment nicht bewusst „da" haben. Es kann allerdings durchaus sein, dass im Laufe des Klopfens Ihnen doch noch ein Licht aufgeht, was mit dem Problem zusammenhängen könnte.

Hier sind ein paar Beispiele für Einstimmungssätze und die Kurzform:

„Auch wenn ich nicht weiß, was dieses (Problem) verursacht hat, kennt mein Unterbewusstsein den Grund."
„Auch wenn ich nicht weiß, wie ich (Problem) lösen soll, weiß mein Unterbewusstsein genau, wie ich das lösen kann."
Kurzform:
„Ich weiß es nicht, aber mein Unterbewusstsein weiß es"
„Ich weiß nicht, wie ich es lösen soll, aber mein Unterbewusstsein weiß es"

Was tun, wenn das Klopfen nicht klappt?

Was tun, wenn das Klopfen nicht klappt?
Meistens werden Sie die Wirkung von EFT sehr schnell und deutlich merken. In Ausnahmefällen kann sie auch mal verzögert eintreten oder sich erst mit der Zeit entfalten. Aber es kann auch vorkommen, dass EFT trotz aller Mühe nichts bewirkt oder nichts zu bewirken scheint.
Um eine Kontrolle zu haben, ob es einen, wenn auch geringen, Fortschritt gibt, denken Sie daran, vor und nach dem Klopfen immer den Wert auf der Skala zu bestimmen. Wenn Sie nur wenig Erfolgs sehen, können Sie die folgenden Schritte angehen:

Wasser trinken

Trinken Sie genügend Wasser? Für jede energetische Arbeit braucht der Körper viel Wasser. Trinken Sie vor jedem Klopfen ein großes Glas Wasser, und nochmal eins, wenn Sie länger klopfen. Kaffee und Limonade zählen nicht. In meinen Seminaren wundern sich die Teilnehmer immer, dass sie so durstig sind. Zu wenig zu trinken kann tatsächlich den Erfolg des Klopfens beeinträchtigen, da Ihr System die Veränderungen nur langsam annimmt.

Sie klopfen nicht

Das ist natürlich die offensichtlichste Weise, wie EFT nicht funktionieren kann. Indem Sie eigentlich klopfen wollen und EFT auch gut finden, vielleicht schon ein paar Erfahrungen damit gemacht haben, aber Sie es einfach NICHT tun.

Woran kann das liegen? Da gibt es natürlich mehrere Möglichkeiten. Vielleicht sagen Sie, Sie haben keine Zeit. Machen Sie sich nochmal bewusst, dass fünf Minuten am Tag durchaus einiges bewirken können, und fünf bis zehn Minuten findet jeder selbst in einem dicht getakteten Tag. Machen Sie eine Routine und klopfen immer morgens nach dem Frühstück, oder beim Auto fahren, oder in der Mittagspause. Jede Routine hilft, leichter ins Tun zu kommen.

Überlegen Sie auch, wofür Sie das tun. Für Ihre innere Freiheit und Entwicklung. Klopfen ist pure Wertschätzung sich selbst gegenüber.

Vielleicht haben Sie auch Widerstände gegen das Klopfen, weil Sie Angst vor den Veränderungen haben, die damit einhergehen. Willkommen im Club. Angst vor Veränderungen sind weit verbreitet, selbst wenn man diese Veränderung sehnsüchtig herbeiwünscht. Gehen Sie in sich und überlegen, was genau Sie ängstigt, wenn das Problem nicht mehr da wäre.

Und dann... klopfen Sie das! Im Kapitel „Psychische Umkehr" finden Sie die passenden Sätze und weitere Gedanken dazu.

Die Aspekte finden

Möglicherweise sind Sie der eigentlichen Ursache des Problems noch nicht nahe genug gekommen. EFT kann nur greifen, wenn Sie genau an dem andocken, was Ihnen unangenehme Gefühle verursacht. Kreisen Sie das Problem näher ein, indem Sie sich fragen:

Wie fühle ich mich mit dem Problem?
Was macht es mit mir?
Woran erinnert es mich?

Diese Fragen helfen Ihnen, wirklich zum Pudels Kern vorzudringen. Denken Sie daran, dass Sie einen Aspekt nach dem anderen beklopfen und diese Aspekte sich schnell ändern können. Klopfen Sie immer das, was gerade am stärksten da ist, ob das ein Gefühl ist, eine Körperempfindung oder ein dominanter Gedanke, der gerade kommt.

Die Formulierung ist zu allgemein

Vielleicht haben Sie den Einstimmungssatz zu allgemein formuliert und die Wirkung ist deshalb so unspezifisch, dass sie sich nicht bemerkbar macht. Suchen Sie nach Aspekten Ihres Problems und klopfen damit zielgenauer. Gehen Sie einen Aspekt nach dem anderen an.
Ein allgemeines Klopfen bringt auch nur eine allgemeine Wirkung. Dabei ist gerade das zielgenaue Fokussieren – wie ein Laser – die große Stärke von EFT. Das kann helfen, wirk-

lich den Punkt zu treffen und genau das anzusprechen, was Sie ansprechen möchten. Haben Sie keine Scheu, das Thema auch drastisch genau in Ihren Worten auszudrücken.

Psychische Umkehr

Diese grundlegenden negativen Kernglaubenssätze, von denen Sie schon weiter vorne gehört haben, können Ihren Klopferfolg zunichte machen. Wenn Sie denken, Sie sind nicht gut genug oder dass es für Sie keinen Erfolg geben darf, bringt es oft nichts, ein berufliches Fortkommen oder andere Sachen zu klopfen. Dieser Kernglaubenssatz ist einfach stärker – und häufig gut versteckt.
Wenn Sie das bei sich vermuten, dann gehen Sie nochmals zu dem Kapitel „Psychische Umkehr" und arbeiten erst mit dem entsprechenden Kernglaubenssatz. Das ist extrem lohnend, da es alle Bereiche Ihres Lebens betrifft und Ihr Leben grundlegend verbessern kann.

Neun Gamut

Die Neun-Gamut-Sequenz haben Sie ja weiter vorne kennen gelernt. Wenn Sie beim Klopfen merken, dass sich nicht viel verändert, schieben Sie eine Neun-Gamut-Sequenz ein. Das hilft, die Gehirnhälften zu verbinden und löst häufig wirksam eine Blockade. Probieren Sie die Neun-Gamut-Sequenz mehrere Male hintereinander aus. Das kann einen richtigen Schub geben.

Bringen Sie Energie in das Klopfen hinein

Klopfen Sie etwas gelangweilt Ihre Sätze und murmeln dabei vor sich hin? Das kann Wirkung bringen, aber manchmal ist zu wenig Energie aktiviert. Bringen Sie mehr Energie in das Klopfen. Stehen Sie auf und bewegen sich. Wenn Sie daheim sind, können Sie im Wohnzimmer herum gehen. Sprechen Sie laut und energisch Ihre Sätze. Das aktiviert Ihr ganzes System und so bekräftigen Sie Ihre Absicht, eine Lösung für Ihr Problem zu finden. Übertreiben Sie auch ruhig bei Ihrer Wortwahl beim Klopfen.

Klopfen Sie in Bewegung

Ich habe schon häufig die Erfahrung gemacht, dass Bewegung sehr hilfreich ist, wenn man beim Klopfen momentan nicht voran kommt. Wenn Sie daheim klopfen und der Stresswert einfach nicht weiter sinken mag, stehen Sie auf und strecken die Arme nach oben, dehnen Sie sich und schütteln sich wie ein nasser Hund. Stellen Sie sich bildlich vor, dass Sie Ihre Blockaden abschütteln. So wird der energetische Fluss in Ihrem System positiv beeinflusst.

Beim Spazieren gehen zu klopfen ist ebenfalls ideal. Fahren Sie in die Natur, wo Sie relativ alleine sind, und klopfen Sie beim Gehen. Wenn man laut vor sich hin sprechen kann und sich dem Klopfen hingeben kann und dabei voran schreitet, ohne dass die anderen einen komisch anschauen, ist das sehr hilfreich. Ich klopfe nur noch beim spazieren gehen und habe die Erfahrung, dass die blockierte Energie sich schneller löst.

Der Apex-Effekt

So wird das interessante Phänomen genannt, dass man nach dem Klopfen einfach vergisst, dass man das Problem je hatte. Ich habe es schon häufig erlebt, dass sich Klienten oder Kursteilnehmer nach dem Klopfen nicht mehr erinnern konnten,

was nochmal das Thema war! Zudem wurde mir auch öfters rückgemeldet, dass das Problem ja sowieso nicht so schlimm gewesen sei (dabei war es durchaus sehr belastend). Das liegt daran, dass der neue Zustand nach dem Lösen der Blockade so normal erscheint, dass man die Probleme davor vergisst. Ich finde das immer faszinierend, wenn ich den Apex-Effekt bei anderen erlebe.
Wenn Sie also denken, dass das Klopfen nichts bringt, stellen Sie sicher, dass Sie den Stresswert vor und nach dem Klopfen aufschreiben. So haben Sie einen Überblick, wo sich etwas getan hat. Denn... vielleicht haben Sie nur vergessen, was sich verändert hat?

Klopfsequenzen

In diesem Kapitel habe ich für einige Probleme ausführliche Klopfsequenzen aufgelistet, die Sie so eins zu eins übernehmen können, um mit ihnen zu arbeiten. Die ersten drei Sätze sind die Einstimmungssätze, bei denen Sie den Handkantenpunkt klopfen oder den sensiblen Punkt leicht massieren. Bei der Kurzversion habe ich die Abkürzungen der Klopfpunkte, bei denen die Kurzform des Einstimmungssatzes gesprochen wird, voran gestellt. Diese kennen Sie ja schon von den Grundlagen in EFT. Bewerten Sie immer den Stresswert vor und nach dem Klopfen. Wie viele Runden Sie machen, bleibt Ihnen überlassen, das ist ja immer individuell verschieden. Und natürlich sind diese Klopfsequenzen Vorschläge, Sie können meine Wortwahl gerne ganz nach Ihren Bedürfnissen abändern; es ist klar, dass diese Klopfsequenzen nicht für alle Fälle passen werden, besonders nicht da, wo bestimmte Aspekte auftauchen. Dann klopfen Sie bitte mit dem, was an Neuem in Ihr Bewusstsein gekommen ist, selbstständig weiter.

Wo nur Punkte sind, können Sie das für Sie Passende einsetzen. Bei manchen Klopfsequenzen habe ich eine positive Klopfrunde hinten angestellt, die Sie nach der negativen klopfen können, und manchmal auch eine Klopfsequenz, die Negatives und Positives im Wechsel beinhaltet – das sind hilfreiche Variationen. Und wenn ein Satz nicht völlig passen sollte oder Ihnen übertrieben erscheint, können Sie ihn trotzdem ohne jeden Nachteil klopfen. Sie können sich nichts Schlimmes einklopfen, das ist schlichtweg nicht möglich.

EFT funktioniert ja doch nicht

Normalerweise genügt es, wenn man dem Klopfen neutral und einigermaßen offen gegenüberzusteht, damit es wirkt. Zu viele Zweifel können jedoch die Wirkung beeinträchtigen. Falls Sie noch Bedenken haben sollten, ob EFT wirklich funktioniert und Ihnen zum Erfolg verhelfen kann, kann diese Klopfsequenz Ihnen helfen.

Auch wenn ich daran zweifle, ob EFT mir mit meinen Themen wirklich helfen kann und ich Widerstand gegen das Klopfen habe, liebe und akzeptiere ich mich von ganzem Herzen.

Auch wenn ich nicht so richtig daran glauben kann, dass das Klopfen etwas in meinem Leben bewirken kann, liebe und akzeptiere ich mich, so wie ich bin, und ich öffne mich jetzt dafür, dass ich meine Blockaden mit EFT lösen kann.

Auch wenn ich Zweifel daran habe, ob sich dieser Aufwand mit dem Klopfen lohnt, liebe ich mich, so wie ich bin und entscheide mich jetzt, offen zu sein für die Möglichkeit, mit dem Klopfen mein Leben positiv zu verändern.

AB Ich glaube nicht, dass EFT gut bei mir wirkt.
SA Diese Methode ist zu seltsam.
MA Ich habe ganz schön Zweifel.
UN Wahrscheinlich bewirkt EFT sowieso nichts bei mir.
UM Ich bin überhaupt nicht motiviert, zu klopfen.
SB Ich habe Zweifel, dass ich wirklich damit meine Blockaden lösen kann.

UA Ich mir nicht sicher, ob ich damit Erfolge erziele.
AK Dieser starke Widerstand gegen EFT.

AB Wie wäre es, wenn ich es einfach mal versuchen würde?
SA Aber ich zweifle an dieser Methode.
MA Wie wäre es, wenn ich offen und unvoreingenommen mit dem Klopfen experimentieren würde?
UN Aber ich habe Widerstand dagegen.
UM Wie wäre es, wenn ich mich selbst jetzt verpflichten würde, es für einige Zeit auszuprobieren?
SB Aber es klingt zu gut, als dass es wahr sein könnte.
UA Wie wäre es, wenn ich wirklich Erfolg damit haben könnte und sich meine Probleme nach und nach auflösen würde?
AK Aber ich habe immer noch Widerstand, es auszuprobieren.

AB Ich könnte es einfach mal versuchen.
SA Es könnte ja wirklich etwas dran sein.
MA Ich probiere das Klopfen jetzt einfach mal aus und schaue, was passiert.
UN Es fühlt sich gut an, dass ich meine Probleme angehe und etwas für mich tue.
UM Ich erlaube mir, neue Wege zu gehen, um mein Leben zu verändern.
SB Ich freue mich darüber, dass ich so eine einfache Technik gefunden habe, mit der ich selbst an mir arbeiten kann.
UA Es fühlt sich richtig gut an, jetzt ein Thema nach dem anderen anzugehen.

AK Ich freue mich schon darauf, wenn ich bald die ersten Erfolge sehe.

Allgemeine Ängste

EFT ist sehr hilfreich bei Ängsten aller Art. Ob Sie eine generelle Lebensangst haben, Panikattacken oder eine spezielle Phobie, das Klopfen hilft in den allermeisten Fällen sanft und schnell. In der Regel haben Ängste und Phobien einen Hintergrund und einen Auslöser; es kann z.B. ein beängstigendes Erlebnis dahinter stehen oder jemand hatte einen Elternteil, der auch immer Ängste hatte und einen dann beeinflusst hat. Wenn also neue Aspekte auftauchen, klopfen Sie selbstständig mit dem neuen Aspekt weiter. Da wir bei dieser Klopfsequenz eher allgemeine Ängste klopfen, werden sich hier auf jeden Fall noch weitere Aspekte zeigen.

„Auch wenn ich immer wieder Angst vor allem Möglichen habe, liebe und akzeptiere ich mich von ganzem Herzen."
„Auch wenn ich immer das Schlimmste befürchte und erwarte, liebe ich mich voll und ganz."
„Auch wenn das Leben gefährlich ist und Furchtbares geschehen könnte, liebe und akzeptiere ich mich, so wie ich bin und bin jetzt bereit, meine Ängste loszulassen."

AB „Ich habe Angst vor allem"
SA „Ich bin immer angespannt"
MA „Ich befürchte, dass etwas Schlimmes geschieht"
UN „Jeden Moment kann etwas Beängstigendes geschehen"

UM „Ich bin immer nervös und ängstlich"
SB „Ich habe Angst vor allen möglichen Situationen"
UA „Das Leben ist einfach gefährlich"
AK „Ich bin oft ängstlich"
AB „Ich habe vielerlei Ängste"
SA „Aber ich fühle mich schon etwas entspannter"
MA „Ich habe Angst vor allen möglichen Situationen"
UN „Aber vielleicht muss ich sie gar nicht haben"
UM „Ich bin einfach ein ängstlicher Typ"
SB „Das könnte sich aber ändern"
UA „Das Leben ist nun mal gefährlich"
AK „Aber ich komme im Leben doch ganz gut zurecht"

AB „Ich fühle mich schon viel entspannter"
SA „Ich fühle mich zuversichtlich und gelassen"
MA „Man darf sich nicht immer so ins Bockshorn jagen lassen"
UN „Ich lasse meine Ängste mehr und mehr los"
UM „Das fühlt sich sehr gut an für mich"
SB „Ich bin viel gelassener und entspannter"
UA „Ich fühle mich immer geborgener"
AK „Ich fühle mich entspannt und gut aufgehoben im Leben"

Phobien

Wenn jemand eine Phobie hat, hat er eine übersteigerte Angst vor einem ganz bestimmten Ding – Sache oder Tier – oder einer bestimmten Situation. Das Klopfen wirkt bei Phobien sehr schnell. Unzähligen Menschen hat EFT in meinen Seminaren oder Einzelsitzungen schon geholfen, ihre Phobie aufzulösen, ob es Angst vor dem Zahnarzt oder Flugangst war, Angst vor Ratten oder Spinnen oder vor dem Nachts Auto fahren. Setzen Sie in den folgenden Klopfsequenzen bei den Punkten das ein, vor dem Sie Angst haben, wie zum Beispiel „eine solche Angst vor dem Fliegen habe“. Denken Sie daran, mehrere Runden zu klopfen.

„Auch wenn ich eine solche Angst vor ... habe, liebe ich mich von ganzem Herzen.“
„Auch wenn etwas Furchtbares geschehen könnte, wenn ich ... begegne/erlebe, liebe und akzeptiere ich mich von ganzem Herzen.“
„Auch wenn diese/s ... mir so Angst macht und ich völlig angespannt bin, wenn ich nur daran denke, liebe ich mich so, wie ich bin und ich lasse diese Angst jetzt gehen.“

AB „Ich habe furchtbare Angst vor...“
SA „...macht mir schreckliche Angst“
MA „Diese furchtbare Angst vor...“
UN „Ich kann diese Angst einfach nicht loswerden“
UM „Das ist ein furchtbares Gefühl, wenn ich das wieder erleben/begegnen sollte“
SB „Diese furchtbare Angst vor...“
UA „Ich will auf keinen Fall ... wieder erleben/begegnen“
AK „Diese schreckliche Angst vor...“

Wenn Sie denken, dass es Ihnen noch gut tun würde, an das Klopfen der Ängste noch ein paar erleichternde oder entspannende Sätze anzuschließen, dann klopfen Sie noch eine Runde Sätze in der Art: „ich fühle mich schon viel entspannter“ oder „ich bin froh, dass ich dem nicht mehr ausweichen muss“.

Flugangst

Es kann hilfreich sein, allgemein mit Flugangst zu klopfen, doch meist sind noch weitere Aspekte enthalten. Ich werde die häufigsten, die ich aus dem Klopfen mit Menschen mit Flugangst kenne, auflisten. Bewerten Sie wie immer erst den Stresslevel auf der Skala für Ihre Flugangst allgemein und wählen Sie dann einen der folgenden Sätze aus, der, wenn Sie an das Fliegen denken, Sie am meisten beeinträchtigt. Den Einstimmungssatz dieses Aspekts wiederholen Sie wie gehabt drei Mal und klopfen dann mehrere Runden die Kurzform. Wenn dieser Aspekt in seiner Intensität nachlässt, wählen Sie den nächsten, falls es nötig sein sollte. Es lohnt sich, denn Flugangst ist sehr einfach und schnell mit EFT zu bewältigen.

„Auch wenn ich solche Angst vor dem Fliegen habe, liebe und akzeptiere ich mich so, wie ich bin.“

Kurzform: „Ich habe solche Angst vor dem Fliegen.“

„Auch wenn ich keine Kontrolle darüber habe, was im Flugzeug geschieht, liebe ich mich von ganzem Herzen.“

Kurzform: „Ich habe keine Kontrolle.“

„Auch wenn ich Angst vor dem Fallen habe, wenn ich so hoch in der Luft bin, liebe ich mich, so wie ich bin."

Kurzform: „Ich habe Angst zu fallen."

„Auch wenn ich mich im Flugzeug eingesperrt fühle, liebe ich mich voll und ganz."
Kurzform: „Ich fühle mich im Flugzeug eingesperrt."
„Auch wenn einfach nichts tun kann in der Luft und mich ganz ausgeliefert fühle, liebe ich mich voll und ganz."
Kurzform: „Ich fühle mich ausgeliefert und kann nichts tun."

Vortragsangst

Wenn man Menschen fragt, welche Ängste sie haben, rangiert diese Angst immer in den Top Fünf. Dabei ist es mit dem Klopfen sehr leicht, das Lampenfieber und die Vortragsangst aufzulösen, zu dem Thema habe ich schon spezielle Abende angeboten. Ich werde hier, wie bei der Flugangst, verschiedene Aspekte als Einführungssätze auflisten, und Sie picken sich den raus, der Sie am meisten belastet, und dann den nächsten usw. Vergessen Sie den Stresswert davor nicht.

„Auch wenn ich große Angst vor diesem Vortrag habe, liebe ich mich von ganzem Herzen."

Kurzform: „Ich habe große Angst vor diesem Vortrag."

„Auch wenn ich mich beobachtet und bewertet fühle, wenn ich vor allen Leuten stehe, liebe ich mich, so wie ich bin."

Kurzform: „Ich fühle mich beobachtet und bewertet."

„Auch wenn ich Angst habe, mich zu verhaspeln oder einen Fehler zu machen, liebe ich mich voll und ganz."

Kurzform: „Ich habe Angst, mich zu verhaspeln oder einen Fehler zu machen."

„Auch wenn ich Angst habe, den Faden zu verlieren und stecken zu bleiben, liebe ich mich voll und ganz."

Kurzform: „Ich habe Angst, den Faden zu verlieren und stecken zu bleiben."

„Auch wenn ich befürchte, ein Blackout zu haben, liebe und akzeptiere ich mich, so wie ich bin."

Kurzform: „Ich befürchte, ein Blackout zu haben."

„Auch wenn ich Angst habe, rot zu werden, und dann lachen alle über mich, liebe ich mich so, wie ich bin."

Kurzform: „Ich habe Angst, rot zu werden und alle lachen über mich."

„Auch wenn ich Angst habe, unsicher und inkompetent zu wirken, liebe ich mich von ganzem Herzen."

Kurzform: „Ich habe Angst, unsicher und inkompetent zu wirken."

Stress

Fast alle Menschen klagen über übermäßigen Stress im Alltag. In unserer heutigen schnelllebigen Zeit kommt man kaum mehr allem hinterher, was man noch erledigen sollte, und ist auch am Arbeitsplatz häufig mehr Druck ausgesetzt als früher. Natürlich ist da der beste Ratschlag, alles mal etwas ruhiger angehen zu lassen, den eigenen Zeitplan zu überdenken und sich mehr Entspannung zu gönnen. Als schnelle Nothilfe können Sie aber auch diese Klopfsequenz klopfen; vergessen Sie den Stresswert nicht.

„Auch wenn ich furchtbar gestresst bin, liebe und akzeptiere ich mich so, wie ich bin."
„Auch wenn mir alles über den Kopf wächst und ich so unter Druck stehe, liebe ich mich voll und ganz und öffne mich dafür, ab jetzt alles gelassener anzugehen."
„Auch wenn ich viel zu viel tun muss und gar nicht weiß, wie ich das schaffen soll, liebe ich mich von ganzem Herzen und ich öffne mich jetzt dafür, mehr Muße und Ruhe in mein Leben zu lassen."

AB „Ich bin so gestresst"
SA „Das ist mir alles viel zu viel"
MA „Ich fühle mich völlig überlastet"
UN „Ich komme zu gar nichts mehr"

UM „Ich bin so gestresst"
SB „Ich habe so viel Druck auf mir lasten"
UA „Ich bin völlig überlastet"
AK „Dieser Stress macht mich so fertig"
AB „Ich fühle mich furchtbar gestresst"
SA „Ich nehme mir jetzt weniger vor"
MA „Aber ich fühle mich für alles verantwortlich"
UN „Ich kann es ja etwas gelassener angehen"
UM „Es gibt aber immer noch hundert Dinge zu tun"
SB „Aber alles eins nach dem anderen"
UA „Ich fühle mich immer noch gestresst"
AK „Ich darf auch mal loslassen und entspannen"

Belastende Erinnerungen

Das Wunderbare an EFT ist, dass wir die Vergangenheit so richtig aufräumen können! Die meisten Menschen tragen von Kindheit an einen Rucksack mit sich, in den immer mehr Steine gefüllt werden, unliebsame Erfahrungen, die nicht so leicht vergessen werden können und noch nachwirken. Mit EFT haben wir die Chance, den Rucksack nach und nach zu leeren und mehr unbeeinflusst von der Vergangenheit unseren heutigen Weg zu gehen. Tragen Sie bei „Erinnerung" das ein, was schlimm für Sie war, wie z.B. „dieser Streit mit meiner Mutter" oder „es so peinlich war für mich, nackt dazustehen". Wenn Sie mehrere Erinnerungen haben, die miteinander zusammen hängen, wählen Sie die, die Ihnen als erste in den Sinn kommt, oder die die meiste Intensität hat. Diese Klopfsequenz alleine wird nicht genügen, Sie müssen für die vollständige Auflösung individuell mit den Aspekten, die hochkommen, weiter klopfen.

„Auch wenn ... (Erinnerung) so schlimm ist für mich, liebe ich mich von ganzem Herzen."
„Auch wenn mich ... (Erinnerung) immer noch belastet und ich mich immer noch schlecht fühle, wenn ich daran denke, liebe ich mich so, wie ich bin."
„Auch wenn ich das nie wieder erleben möchte und es mir immer noch weh tut, daran zu denken, liebe ich mich voll und ganz und bin bereit, diese negativen Gefühle jetzt gehen zu lassen."

AB „Diese schlimme Erinnerung"
SA „Es war so ... für mich"
MA „Ich habe mich so ... gefühlt"
UN „Und heute fühle ich mich immer noch so, wenn ich daran denke"
UM „Es belastet mich immer noch"
SB „Ich fühle mich immer noch ..., wenn ich daran denke"
UA „Diese schlimme und belastende Erinnerung"
AK „Diese Situation ist immer noch belastend für mich"

Nach drei oder vier Klopfrunden dürfte der Stresswert einiges gesunken sein. Klopfen Sie jetzt noch alle Gefühle und Aspekte, die aufkommen. Fangen Sie immer mit dem an, was Sie am stärksten empfinden.

Allergien

Sie können mit dieser Klopfsequenz alle möglichen Allergien, wie Heuschnupfen oder Tierhaar-Allergien, beklopfen. Es ist dabei erst einmal nicht nötig, dass das Allergen vorhanden ist, auch wenn es manchmal hilfreich sein kann. Sie können auch klopfen, wenn Sie gerade keine Symptome haben, obwohl es manchmal eindrücklicher ist, wenn Sie die momentanen Symptome beklopfen. Ich habe öfters mit Erfolg damit gearbeitet, und an mir selbst, als ich EFT kennen lernte, in zehn Minuten eine Katzenhaar-Allergie aufgelöst. Wenn Sie akut an allergischen Symptomen leiden, beklopfen Sie diese allerdings zuerst. Passen Sie die unten stehenden Sätze Ihren Bedürfnissen an.
„Auch wenn ich ... (Ausschlag, tränende Augen, Niesreiz usw.) habe, immer wenn ich ... (auf der Wiese bin, Katzen streichle usw.), liebe ich mich so, wie ich bin."
„Auch wenn ... (Gräserpollen, Katzen usw.) gefährlich sind für mich und ich davon ... (Ausschlag usw.) bekomme, liebe ich mich von ganzem Herzen."
„Auch wenn mich dieser ... (Ausschlag usw.) so sehr nervt und mich die Symptome so beeinträchtigen, liebe und akzeptiere ich mich so, wie ich bin und ich bitte mein Immunsystem, nicht überzureagieren."

Nun klopfen Sie mehrere Runden alle Symptome, die Sie haben, und erwähnen die Auslöser.
Beispiele:

„Ich bekomme tränende Augen von Katzen"
„Dieser lästige Juckreiz"

„Gräserpollen sind gefährlich für mich"
„Diese geschwollene Nase von den Pollen"

Meist gehen die Symptome innerhalb von mehreren Runden zurück. Wenn Sie keine akuten Symptome haben, müssen Sie, um den Erfolg zu beurteilen, erst abwarten, wie es ist, wenn Sie wieder Kontakt mit dem auslösenden Stoff haben. Wenn Sie an allergischen Symptomen leiden, aber nicht wissen, woher es kommt, beklopfen Sie einfach die Symptome. Ihr Unterbewusstsein weiß, woher die Allergie kommt, und man kann das energetische Ungleichgewicht auflösen, ohne dass Sie es unbedingt bewusst wissen müssen. Wenn sich bei dem Symptom beklopfen nichts tun sollte, müssen Sie nach dahinter liegenden Gefühlen oder Glaubenssätzen suchen, wie in dem Kapitel über körperliche Symptome beschrieben, es zählen Allergien dieselben Prinzipien.

Minderwertigkeitsgefühle

Minderwertigkeitsgefühle entstehen fast immer in der Kindheit. Als zweijährige sind wir in der Regel auf dem Zenit unseres Selbstwertgefühls, wir fühlen uns stark und unzerstörbar und neugierig auf die Welt, aber dann beginnt es meist, dass wir mürbe gemacht werden. Wir hatten oft nicht die unterstützenden und liebevollen Bezugspersonen, die wir als Kinder so sehr gebraucht hätten. Wir hörten meist regelmäßig ein „Nein, du bist zu klein, du kannst das noch nicht, jetzt stell dich nicht so an" und wenn es noch schlechter läuft ein „du bist zu blöd, zu dumm, du verstehst das nicht" und noch vieles mehr. Und das summiert sich, bis man diese Überzeugungen des eigenen „nicht-gut-genug-seins" verinnerlicht hat.

Diese Klopfsequenz ist ein sehr guter Anfang und wird auch einiges helfen, aber bei den meisten Menschen nicht komplett die Minderwertigkeitsgefühle auflösen. Dazu ist das Thema zu umfassend, um es nur mit einem Klopfablauf zu ändern. Menschen mit einem schlechten Selbstwertgefühl haben meist mehr als hundert Situationen erlebt, wie sie klein gemacht oder geredet wurden, und es ist nötig, mehrere verschiedene Erinnerungen davon individuell anzusprechen. Also seien Sie wachsam für die Situationen, die Ihnen beim Klopfen in den Sinn kommen – wie z.B. dass Ihre Tante zu Ihrer Mutter sagte, dass Sie zu hässlich seien, um einen Mann zu finden oder Ihr Vater Sie angeschrien hat, Sie seien dumm und hätten zwei linke Hände. Das sind genau die Sachen, die sich ins Gehirn einprägen und was man danach gern als Glaubenssatz übernimmt.

Klopfen Sie also erst die allgemeine Sequenz – Stresswert davor nicht vergessen – und schauen Sie, was an weiteren Aspekten hochkommt. Das können bestimmte Erinnerungen sein, wie gerade eben beschrieben, oder auch andere Gefühle wie z.B. der Unsicherheit, der Wut, der Trauer. Diese Aspekte beklopfen Sie dann eines nach dem anderen. Es kann sehr gut sein, dass Sie mit diesem Thema einige Klopfrunden verbringen werden, denn das dauert eben auch seine Zeit, aber danach kann sich Ihr gesamtes Leben ändern. Ich weiß, wovon ich spreche, denn ich habe ebenfalls ein mangelndes Selbstwertgefühl ausführlich beklopft, als ich EFT kennen lernte, und ich versichere Ihnen, dass es sich lohnt (und wie es sich lohnt, schlichtweg alles in meinem Leben hat sich verändert, als ich EFT kennen lernte und es intensiv für mich anwandte). Ihr ganzes Leben haben Sie immer durch die Brille Ihrer selbst auferlegten Minderwertigkeit gesehen, und alles ändert sich zum Besseren, wenn Sie an sich und Ihre Stärken glauben.

„Auch wenn ich mich nie gut genug fühle, liebe und akzeptiere ich mich von ganzem Herzen."
„Auch wenn ich mich oft minderwertig und unzulänglich fühle, liebe ich mich, so wie ich bin."
„Auch wenn ich nie gut genug bin, ich Fehler mache und nicht liebenswert bin, liebe ich mich, so wie ich bin und ich bin jetzt bereit dazu, meinen Wert und meine Schönheit zu sehen."

AB „Ich bin nie gut genug"
SA „Ich fühle mich oft unzulänglich"
MA „Andere Menschen sind viel toller als ich"
UN „Ich bin nicht gut genug, in fast jeder Hinsicht"
UM „Ich fühle mich klein und niemand sieht mich"
SB „Ich fühle mich klein und unzulänglich"
UA „Ich kann niemals alle Erwartungen erfüllen"
AK „Ich bin nicht gut genug"

AB „Vielleicht bin ich nicht so schlimm, wie ich denke"
MA „Aber ich könnte immer noch mehr tun"
UN „Vielleicht bin ich doch ok so wie ich bin"
UM „Ich bin trotzdem nicht gut genug, das hat man mir oft gesagt"

SB „Ich habe auch liebenswerte Eigenschaften"
UA „Aber ich könnte immer noch besser sein"
AK „Vielleicht bin ich gut genug, auch wenn ich es anders gehört habe"

AB „Ich bin doch ganz in Ordnung so, wie ich bin"
MA „Ich lebe mein Leben, so gut ich es eben kann"
UN „Wer sagt denn, dazu müsste man perfekt sein"
UM „Ich akzeptiere mich immer mehr und mehr"
SB „Ich mag mich immer mehr"
UA „Ich bin wirklich gerne ich selbst"
AK „Ich liebe mich vollkommen mit meinen Stärken und Schwächen"

Mangeldenken

Man kann keine Fülle im eigenen Leben zulassen, wenn man im Mangeldenken festhängt. Mangel an Zeit, Mangel an Möglichkeiten, Mangel an Geld, Mangel an Liebe, ein tiefer Glaube an Mangel zieht sich durch viele Bereiche des Lebens durch und macht das ganze Leben mühsam und voller Fallstricke. Mit dieser Klopfsequenz können Sie diesen Mangelglauben aufweichen und auflösen.

Auch wenn ich daran glaube, dass nie genug da ist, nicht genug Geld und nicht genug Zeit, um alles zu verwirklichen, was ich möchte, liebe und schätze ich mich von ganzem Herzen.

Auch wenn alles knapp ist bei mir und ich mir nicht vorstellen kann, irgendwann mal in Fülle zu leben, liebe ich mich voll und ganz und entscheide mich jetzt, mehr Fülle und Reichtum in mein Leben zu lassen.

Auch wenn ich nicht genug Geld und Fülle und Unterstützung habe und es überhaupt von allen schönen Sachen nicht genug gibt, liebe und schätze ich mich und erlaube mir jetzt, mich für Fülle und Freude zu öffnen.

AB Es ist immer alles knapp bei mir.
SA Ich habe nie genug Zeit und nie genug Geld.
MA Dieser tiefe Glaube an Mangel in mir.
UN Und es ist ja auch meine Erfahrung, dass immer alles knapp ist bei mir.
UM Ich habe nicht genug Unterstützung und Liebe.
SB Ich muss immer um alles kämpfen, weil nicht genug da ist.
UA Ich kann mir nicht vorstellen, in Fülle zu leben.
AK Dieser tiefe Glaube an Mangel in mir.

AB Wie wäre es, wenn dieser Glaube an Mangel sich jetzt ändern könnte?
SA Aber ich kenne es ja nur so, dass alles knapp ist.
MA Wäre es nicht schön, mehr Fülle und Freude in mein Leben zu ziehen?
UN Aber das ist nicht so einfach, es gibt nun mal nicht genug.
UM Wie wäre es, mit offenen Armen die Fülle im Leben anzuerkennen und in mein Leben einzulassen?

SB Ich muss aber immer um alles kämpfen.
UA Wie wäre es, anzufangen, Fülle und Erfolg auszustrahlen und in mein Leben zu ziehen?
AK Ich zweifle aber noch daran.

AB Ich erlaube mir, jetzt Fülle und Freude und Erfolg in mein Leben zu ziehen.
SA Ich erlaube mir, die Fülle in meinem Leben, die schon da ist, zu genießen.
MA Das alles immer knapp war bei mir, heißt nicht, dass es so bleiben muss.
UN Ich lade alles Schöne in mein Leben ein und bin dankbar dafür.
UM Ich richte jetzt meine Aufmerksamkeit auf die Fülle und Freude in meinem Leben.
SB Ich kann mich entspannen und genießen und es mir gut gehen lassen.
UA Anstatt zu kämpfen, lasse ich es jetzt zu.
AK Ich lasse Fülle und Erfolg und Liebe in mein Leben einströmen.

Angst, großartig zu sein

„Unsere größte Angst ist nicht, unzulänglich zu sein. Unsere größte Angst ist, grenzenlos mächtig zu sein. Unser Licht, nicht unsere Dunkelheit, ängstigt uns am meisten“ ist ein wohlbekanntes Zitat von Nelson Mandela. In vielen von uns gibt es eine tiefe Angst, uns mit all der Kraft und Schönheit zu zeigen, die in uns ist. Dass wir uns zurück halten und uns nicht trauen, voll und ganz zu uns selbst und unseren Ideen zu stehen, oder gar denken, wir hätten nichts Besonderes zu geben, liegt natürlich an blockierenden Überzeugungen in uns. Gleichzeitig haben wir aber auch die Sehnsucht, uns zu verwirklichen und unser Potential zu entfalten, der Welt unsere Geschenke zu geben und das Leben zu feiern.

Auch wenn ich mir nicht erlaube, in meinem vollen Licht zu scheinen, liebe und akzeptiere ich mich von ganzem Herzen, so wie ich bin.

Auch wenn ich mich immer zurück halte und denke, ich hätte nichts Besonderes zu geben, nehme ich mich vollkommen an, so wie ich bin, und erlaube mir jetzt, hinaus zu treten und mich mit meinen Stärken und Schwächen voll zu zeigen.

Auch wenn ich gerne so viel mehr in meinem Leben leben würde, mich aber nicht traue und mich immer zurück nehme, liebe ich mich voll und ganz und entscheide mich jetzt, in meinem Tempo mein Potential zu entfalten.

AB Ich habe Angst, in meinem vollen Licht zu scheinen.
SA Ich bin blockiert und ängstlich und halte mich zurück.
MA Ich habe nichts Besonderes zu geben.
UN Alle würde sowieso merken, dass ich niemand Besonderes bin.
UM Ich habe eine große unerfüllte Sehnsucht in mir.
SB Ich traue mich nicht, intensiv zu leben und mich zu zeigen.
UA Dieses ganze brachliegende Potential in mir.

AK Ich habe Angst, mich mit all dem zu zeigen, was mich ausmacht.

AB Wie wäre es, wenn ich meine Ängste loslassen könnte und anfangen würde, mich mit meiner Kraft zu verbinden?
SA Aber all das ist so beängstigend für mich.
MA Wäre es nicht schön, mich ganz zu zeigen und intensiv das Leben zu spüren, und es ist völlig ok, wenn ich mich damit von anderen Menschen abhebe?
UN Ich möchte aber lieber inmitten der Masse bleiben.
UM Wie wäre es, wenn ich verstehen würde, dass es meine schönste Aufgabe ist in diesem Leben, mein Potential voll und ganz zur Geltung zu bringen?
SB Ich traue mich aber noch nicht ganz, das zu tun.
UA Wie wäre es, wenn ich in meinem vollen Licht scheinen dürfte?
AK Ich bin vielleicht gar niemand Besonderes.

AB Ich erlaube mir, hervorzutreten und mich und meine Pläne zu verwirklichen.
SA Ich öffne mich dafür, mich in meiner Kraft und Schönheit zu zeigen.
MA Ich bin erfüllt und voller Freude und Inspiration.
UN Ich bin fest entschlossen, auf allen Ebenen mein Potential zu entfalten.
UM Ich vertraue darauf, dass ich Menschen anziehe, die mich auf diesem Weg unterstützen.
SB Ich erlaube mir, mir meine größten Sehnsüchte zu erfüllen.

UA Ich erlaube mir zu träumen, Sehnsucht zu haben und aktiv zu werden.
AK Ich bin dankbar und freue mich, meine Geschenke der Welt zu zeigen.

Heißhunger

Wenn Sie am liebsten in Ihre Küche stürmen und den ganzen Kühlschrank leer essen würden, halten Sie einen Moment inne und klopfen Sie diese Sequenz. Dann sind Sie erst wieder in der Lage, zu spüren, ob Sie wirklich etwas essen wollten und was. Wenn Sie schon wissen, dass Sie zu einer bestimmten Zeit, spät abends zum Beispiel, gerne Heißhungeranfälle bekommen, klopfen Sie am besten schon vorbeugend. Setzen Sie bei den Punkten das ein, auf was Sie Heißhunger haben.

„Auch wenn ich einen Heißhunger auf ... habe und ich dem kaum widerstehen kann, liebe und akzeptiere ich mich voll und ganz."
„Auch wenn ich diese große Lust auf ... habe und ... jetzt unbedingt haben muss, liebe ich mich von ganzem Herzen."
„Auch wenn ich diesen tief in mir sitzenden Heißhunger einfach nicht überwinden kann, liebe und vertraue ich mir und ich weiß, dass ich einen Weg finde, diesen Heißhunger loszulassen."

AB „Ich habe einen solchen Heißhunger"
SA „Ich möchte sofort ... essen"
MA „Dieses tief in mir sitzende Verlangen nach..."

UN „Ich habe einen solchen Heißhunger"
UM „Ich kann diesen Heißhunger nicht überwinden"
SB „Ich habe solch eine Gier nach..."
UA „Ich möchte ... sofort haben"
AK „Ich kann ... einfach nicht widerstehen"

AB „Vielleicht muss ich es doch nicht sofort essen"
SA „Aber ich giere immer noch danach"
MA „Ich könnte mich doch einfach auch ohne ... gut fühlen."
UN „Aber ich habe solch einen Heißhunger danach"
UM „Ich könnte auch jetzt einfach etwas anderes machen"
SB „Aber ich muss jetzt ... haben"
UA „Ich könnte mich einfach entspannen und an etwas anderes denken"
AK „Aber ich habe immer noch Lust darauf"

Wenn Sie auch interessiert daran sind, wegen Gewichtsprobleme EFT anzuwenden, empfehle ich Ihnen mein Buch „Schlank ohne Diät mit EFT", das überall im Handel erhältlich ist.

Gedanken wegklopfen

Eine meiner Lieblings-Anwendungen bei EFT ist das Wegklopfen der Gedanken. Zum ersten Mal habe ich es bei einem EFT-Kongress 2006 erlebt, und ich bin immer wieder begeistert, dass das überhaupt möglich ist. Ich mache diese Übung oft in meinen Seminaren – mit kleiner anschließender Meditation – und meine Teilnehmer sind immer wieder erstaunt, wie schnell Ruhe im Kopf eintreten kann und wie erholsam dies ist. Selbst der Meditationserfahrene findet mit dieser Klopfsequenz viel schneller in die Leere. Natürlich kommen die Gedanken auch langsam wieder, nach wenigen Minuten, denn zu denken ist schließlich natürlich für uns. Wenn man diese Klopfsequenz öfters anwendet, wird der andauernde Gedankenwirrwarr, unter dem viele Menschen leiden, weniger. Da mit den Gedanken auch der Stress verringert wird, kann man diese Übung gut zusätzlich zum Stress wegklopfen verwenden. Und weniger Gedanken und weniger Stress lassen uns besser fühlen. Das macht diese Übung zu meiner ganz besonderen Empfehlung. Mir haben nicht wenige Menschen mitgeteilt, dass sie nach dem Wegklopfen der Gedanken zum ersten Mal eine Meditation genießen oder überhaupt sich darauf einlassen konnten. Meine eigenen Meditationen sind regelmäßig tiefer und befriedigender, wenn ich vorher meine Gedanken wegklopfe.

„Auch wenn ich so viel denken muss und so viele Gedanken im Kopf habe, liebe ich mich von ganzem Herzen."
„Auch wenn ich nicht aufhören kann, zu denken, liebe und akzeptiere ich mich und lasse meine Gedanken jetzt los."
„Auch wenn meine Gedanken so wichtig sind und ich sie nicht loslassen kann, liebe ich mich von ganzem Herzen"

AB „Ich kann meine Gedanken nicht loslassen"
SA „Ich habe so viele Gedanken in meinem Kopf"
MA „All diese wichtigen Gedanken, die mir durch den Kopf schwirren"

UN „Diese vielen Gedanken in meinem Kopf"
UM „Ich kann sie nicht loslassen"
SB „Sie sind so wichtig; ich kann sie nicht loslassen"
UA „Diese vielen Gedanken in meinem Kopf"
AK „Alle diese wichtigen Gedanken in meinem Kopf"

Klopfen Sie diese Sequenz zwei oder drei Mal durch und bleiben danach am besten mit geschlossenen Augen sitzen. Genießen Sie!

Schwingung erhöhen

Diese Klopfsequenz ist eine feine Sache, und man macht sie am besten jeden Tag!

„Auch wenn ich in niedrigen Frequenzen schwinge, liebe ich mich, so wie ich bin."
„Auch wenn ich in einer niedrigen Schwingung bin, vielleicht ärgerlich oder gelangweilt bin, oder Angst habe, liebe und akzeptiere ich mich von ganzem Herzen."
„Auch wenn ich in einer niedrigen Schwingung bin und allerlei Negatives darin hängt, liebe ich mich und öffne mich dafür, dass mein Körper, mein Energiesystem und mein Unterbewusstsein alles tun, damit ich in Liebe, Dankbarkeit und göttlicher Energie schwinge."

AB „Ich schwinge in niedrigen Frequenzen"
SA „Ich schwinge in negativer Energie"
MA „Ich schwinge in Angst und Ärger"

UN „All diese negative Schwingung in mir“
UM „Meine Schwingung ist niedrig“
SB „All diese Angst und dieser Ärger in mir“
UA „Ich schwinge in niedrigen Frequenzen“
AK „All diese negative Schwingung in mir“

AB „Ich entscheide mich, meine Schwingung zu erhöhen“
SA „Ich freue mich auf eine höhere Schwingung“
MA „Ich schwinge in Liebe und Dankbarkeit“
UN „Ich schwinge in Glück und Liebe“
UM „Ich liebe diese höhere Schwingung in mir“
SB „Ich fühle mich so wohl mit mir und der Welt“
UA „Ich schwinge in vollkommener Liebe und Wertschätzung“
AK „Ich schwinge in göttlicher Energie“

Danach klopfen Sie noch eine weitere Runde mit dem Satz „Ich schwinge in göttlicher Energie“ .

Weitere hilfreiche Tipps

Sie können nichts falsch machen

Auch wenn Sie Zweifel haben, ob Sie EFT wirklich richtig anwenden, und es vielleicht nicht ganz nach Vorgabe machen, können Sie sich ruhig dabei entspannen. Man kann nichts wirklich falsch machen! Selbst wenn Sie einen Punkt vergessen oder bei einem anderen leicht daneben klopfen, zwischendurch überlegen müssen, was Sie als Nächstes sagen oder sonst unsicher sind. EFT ist flexibel und erlaubt auch Einiges an Variationen. Meist wirkt es trotzdem ziemlich gut.

Wenn Sie merken, dass zwischendurch unangenehme Gefühle oder Empfindungen auftauchen, ist das wunderbar, denn es zeigt, dass hier etwas geschieht und Blockaden gelöst werden. Das Einzige, auf was Sie achten müssen, ist, dass Sie erst aufhören, wenn Sie – oder Ihr Klopfpartner – sich wieder ganz wohl fühlen.

Klopfen Sie täglich

Gerade am Anfang ist es ungemein hilfreich, täglich an den eigenen Themen zu klopfen. Das muss gar nicht lange sein, jeden Tag fünf oder zehn Minuten sind auch gut. Dieses dabei bleiben wird einen bedeutenden Unterschied ausmachen, vor allem, wenn es so scheint, als ob sich ein paar Tage lang nichts tut.

Ich habe schon in einem anderen Kapitel darüber geschrieben, wie wichtig es gerade zu Beginn ist, eine Art Routine zu entwickeln. Sonst lässt man sich zu leicht vom Alltag wieder einfangen und nimmt sich vielleicht nicht diese wichtige Zeit für sich selbst.

Kleine Schritte

Große Lebensthemen können in der Regel nicht in einer Klopfsitzung aufgelöst werden. Klopfen Sie immer wieder weiter an den verschiedenen Aspekten Ihres Problemklopses und genießen Sie das Vorankommen. Keine Sorge, es wird weit schneller gehen als mit konventioneller Therapie. Kleinere Probleme werden natürlich auch viel schneller aufgelöst, da kommt es doch regelmäßig zum ein-Minuten-Wunder.

Generell kann es aber ein Hemmschuh sein, zu viel zu schnell zu erwarten. Wenn man einmal eine Viertelstunde klopft und EFT dann enttäuscht zur Seite legt, dann hat man ihm keine Chance gegeben und sich um eine tolle Methode gebracht. Kleine Schritte bringen einen trotzdem schneller voran, als es zu Beginn erscheint. Jeden Tag 10 Minuten EFT kann in einem Monat eine beträchtliche Veränderung bewirken. Und was ist ein Monat, wenn man schon Jahre an einem Problem herumhantiert?

Klopfen Sie zu allen möglichen Themen

Sie können EFT wirklich für alles anwenden, da gibt es keine Ausnahme. Seien Sie kreativ und einfallsreich und probieren Sie es auch bei ungewöhnlichen Themen einfach aus.
Ob Sie für Ihre Haustier klopfen oder Ihr Zahnweh, ob Sie Ihren Kindern helfen, die Angst vor dem Stufenbarren loszuwerden oder Ihre Abneigung gegen die Farbe grün klopfen, es

gibt bei EFT kein Limit. Das Doofste wäre doch, dass einfach nichts passiert, weil man es nicht ausprobiert.

Beim Klopfen in einen Spiegel schauen

Es kann hilfreich sein, sich beim Klopfen selbst in die Augen zu sehen, vor allem, wenn es ein emotional belastendes Thema ist. Nicht umsonst gelten die Augen als der Spiegel der Seele. Probieren Sie es aus!

Auf zum Abenteuer: Was Sie noch alles klopfen können!

Stellen Sie sich nun vor, Sie haben mit EFT alle Blockaden bearbeitet. Alle schlimmen Kindheitstraumata sind aufgelöst, Sie haben keine negativen Gefühle mehr wegen Ihrem Partner, Ihren Ex-Freunden/Freundinnen oder der lieben Familie. Mit dem Klopfen gehört das alles der Vergangenheit an: Selbstzweifel, die paar Kilos zu viel, Katzenallergie, Angst vor Mäusen oder der Steuererklärung. Sie fühlen sich einfach pudelwohl mit sich selbst und genießen das Leben in vollen Zügen. Und was jetzt? EFT wird wieder in die Schublade gepackt, denn es ist ja nur bei „Problemen" angesagt, oder?

Das wäre schade, denn die Anwendbarkeit des Klopfens ist sozusagen grenzenlos; wie Gary Craig immer sagt: Wendet es bei Allem an! Trotzdem nutzen es die meisten Menschen hauptsächlich, um ihre emotionale Verfassung zu verbessern oder ihr Kopfweh wegzuklopfen. Das ist eine feine Sache und wunderbar, dass so viele Menschen Nutzen aus dem Klopfen ziehen. Aber wir können noch weiter gehen und EFT spielerisch auch für Ideen und Absichten anwenden, die unsere Möglichkeiten erweitern und an die wir erst einmal nicht denken würden. Hier möchte ich Ihnen ein paar Vorschläge machen.

Träume beklopfen

Wie wäre es, wenn Sie sich etwas mehr mit Ihren Träumen beschäftigen würden? Ganz zu schweigen, was man alles über sich erfahren kann, wenn man sich regelmäßig an seine Träume erinnert, ist es äußerst interessant und anregend. Es ist wie eine zweite Welt, in die man eintritt und in der man wundersame Dinge erleben darf. Vor allem, wenn man noch weiter geht und lernt, Träume zu manipulieren – um z.B. für ein Problem eine Lösung zu erfragen – oder gar luzide oder wach zu werden im Traum. Sie haben einen luziden Traum, wenn Sie mitten im Traum plötzlich das Gefühl haben, völlig wach zu sein und beginnen können, das Geschehen zu verändern. Das ist in der Regel ein erhebendes Erlebnis. Die meisten Menschen hatten schon mehrmals spontan luzide Träume, und Sie werden sie vermutlich nicht vergessen haben. Mit etwas Fokus darauf und dem Klopfen, um Blockaden zu lösen, werden Sie bald mehr luzide Träume genießen können.

Klopfbeispiele:
„Auch wenn ich mich kaum an meine Träume erinnern kann, liebe ich mich voll und ganz."
„Auch wenn mir meine Träume immer wieder entgleiten, liebe und akzeptiere ich mich voll und ganz."
„Auch wenn ich wachträumen möchte und das einfach nicht klappt, liebe ich mich, so wie ich bin, und ich öffne mich jetzt voll und ganz für luzide Träume."

Kurzform: Ich kann mich nicht an meine Träume erinnern, mir entgleiten meine Träume, ich kann nicht wach träumen usw.

Astralreisen und Intuition

Dasselbe gilt für andere interessante, oft latente Fähigkeiten, die in Menschen stecken, wie Astralreisen, Telepathie oder Remote viewing (fernsehen). Ja, das gibt es alles, denn wir sind auf energetischer Ebene alle untrennbar miteinander verbunden. Das alles kann man, wenn man Interesse daran findet, beklopfen und einfach mal schauen, was passiert. Natürlich muss man sich dann auch damit beschäftigen und seine Übungen machen, aber EFT wird Blockaden, die dem im Weg stehen, genauso dahinschmelzen lassen wie negative Gefühle. Wem das alles zu seltsam klingt oder nicht an diese Dinge glauben mag, kann EFT zumindest dafür nutzen, um seine Intuition zu erhöhen. Intuition hat natürlich jeder mehr oder weniger, aber man kann das durchaus ein bisschen vorantreiben und offen sein für weiter führende Erfahrungen.

Klopfbeispiele:
„Auch wenn meine Intuition so gering ist, und ich mir selber so wenig vertraue, liebe ich mich, so wie ich bin und entscheide mich jetzt, meiner natürlichen Intuition nicht mehr im Weg zu stehen."
„Auch wenn ich nicht sehr intuitiv bin, akzeptiere ich mich völlig und öffne mich jetzt für umfassenderes Wissen."
„Auch wenn ich so wenig intuitiv wahrnehme, liebe ich mich von ganzem Herzen und entscheide mich, mich voll für meine natürliche Intuition zu öffnen und mir selbst zu vertrauen."

Kurzform: ich vertraue meiner Intuition nicht, ich vertraue mir nicht usw.

Überraschungen und Wunder

Wie wäre es, für eine schöne Überraschung heute zu klopfen? Oder für Informationen über ein Thema, über das Sie mehr erfahren möchten? Oder für eine neue Lösung eines Problems, mit dem Sie mit dem Verstand nicht wirklich weiter kommen? Oder für eine wundervolle Begegnung? Oder für ein Wunder, wobei Sie offen lassen, was das Wunder sein soll?

Klopfbeispiele:
„Auch wenn ich nicht weiß, woher das kommen sollte, liebe ich mich, so wie ich bin und ich bitte um hilfreiche Informationen zu diesem Thema"
„Auch wenn ich nicht weiß, was mir heute noch begegnet, liebe ich mich von ganzem Herzen und ich bitte um eine schöne herzerwärmende Überraschung heute"
„Auch wenn ich nicht weiß, wie es mit diesem Problem weiter gehen soll, liebe ich mich und ich bitte um Inspiration zu Lösung dieses Problems"

Das sind alles sehr nette Spielereien, die einem den Alltag hervorragend versüßen können und mit denen ich oft schon geradezu Wundersames erlebt habe. Manchmal – in der richtigen Energie, und da hilft das Klopfen – fallen Informationen vom Himmel und es regnet Überraschungen. Vor allem, wenn man es spielerisch angeht, leicht und locker einige Runden klopft und es dann loslässt, wird man wieder erkennen, dass es im Universum keine Zufälle gibt und unsere Absicht, unsere Intention, immens wichtig ist.

Positive Gefühle verstärken

Man kann auch einfach klopfen, um ein sich gut anfühlendes Gefühl noch zu verstärken. An Gefühlen haben wir freie Auswahl. Was hätten Sie denn gerne mehr in Ihrem Leben? Freude, Liebe, Mitgefühl, Dankbarkeit, inneren Frieden, Begeisterung, Glück und noch viel mehr. Wenn wir unsere Blockaden und negativen Gefühle auflösen, sind diese positiven Gefühle von Frieden und Freude unserer natürlicher Zustand, und das können wir mit dem Klopfen durchaus noch verstärken. Wenn allerdings zuerst, was durchaus sein kann, ein negativer Glaubenssatz oder ein unangenehmes Gefühl aufkommen, klopfen Sie natürlich erst das Negative. Das ist wirklich wichtig!

Klopfbeispiele:
„Auch wenn ich mir immer noch im Weg stehe, Freude zu empfinden, liebe und akzeptiere ich mich und öffne mich heute für vollkommene Freude."
„Auch wenn ich schon ziemlich abgebrüht durchs Leben gehe und nicht mehr staunen kann, weil ich schon alles kenne, liebe ich mich und öffne mich dafür, begeistert zu sein und überall Wunderbares zu sehen."
„Auch wenn ich oft wie im Laufrad durchs Leben gehe, liebe ich mich von ganzem Herzen und entscheide mich heute dafür, immer wieder in kleinen Momenten innere Ruhe und Frieden zu spüren"

Die Performance steigern

EFT zur Verbesserung der Leistung in irgendeinem Bereich ist wiederum recht verbreitet. Zumindest gibt es viele EFT-Anwender, die sich mit diesem Thema beschäftigen,und eine große Zahl an Artikeln im Internet dazu. Z.B. wird hier geklopft, um ein Klavierstück schneller zu lernen oder um bei Golf besser zu putten oder leistungsfähiger Basketball zu spielen. Trotzdem kann es nicht schaden, an dieser Stelle nochmals daran zu erinnern, dass wir EFT wirklich bei Allem anwenden können, oft denkt man auch bei einem Thema, bei dem man gerne etwas besser wäre, nicht daran. Alles, was wir lernen oder ausüben können wir mit EFT leichter und schneller bewältigen.

Körperliche Veränderungen

Auch hierzu gibt es zahlreiche Erfahrungsberichte in der EFT-Welt, die man nicht einfach so abtun kann. Wir können auch für Veränderungen am Körper klopfen. Wer gerne Yoga macht, kann für bessere Dehnbarkeit klopfen, was sehr gut funktioniert.

Zu all den folgenden Themen habe ich schon Erfolgsberichte im EFT-Newsletter (der früher von Gary Craig herausgegeben wurde und jetzt eingestellt ist) gefunden: glatte Haare lockig klopfen, lockige Haare glatt klopfen, Haarfarbe ändern, Augenfarbe ändern, Brüste wachsen lassen, Körpergröße wachsen lassen. Es gibt einige Anhaltspunkte, dass viel mehr möglich ist, als man gemeinhin denkt. Zum Beispiel gibt es auch sehr interessante Berichte über Menschen mit multipler Persönlichkeitsstörung, die durch den Wechsel von einer Persönlichkeit zur anderen sofort ihre Augenfarbe, Dioptrienzahl der Augen, Narben usw. ändern (eine Persönlichkeit z.B. hatte Diabetes, der verschwand, wenn die andere Persönlichkeit übernahm). Die nächsten Jahre der Klopferfahrung werden sicher noch interessantere neue Möglichkeiten der Transformation aufzeigen, da bin ich mir sicher.

Nun freue ich mich, wenn Sie jetzt wirklich mit dem Klopfen loslegen und diese tolle Methode für sich nutzen. Sie haben mit diesem Buch ein Werkzeug an der Hand, das Ihr Leben verändern kann, wenn Sie damit arbeiten. Wenn Sie Lust haben, noch mehr EFT-Berichte zu lesen, gehen Sie auf meine Homepage www.laye.org unter Artikel. Auf der Seite finden Sie auch meine aktuellen Kurse zu EFT. Und wenn Ihnen dieses Buch gefallen hat, freue ich mich auch sehr über eine Rezension bei Amazon und eine Empfehlung bei Ihren Freunden. Ich wünsche Ihnen eine wunderbare Zeit und freudvolles Klopfen!

Biografie

Evelyne Laye, 1967 geboren, eine Tochter, ist seit 1994 Heilprakerin und Seminarleiterin in verschiedenen Städten im Süden Deutschlands. Seit mehr als 12 Jahren ist sie Autorin von Büchern zum Thema Gesundheit („Die 10 besten Nahrungsergänzungsmittel“ „DMSO“) und Psychologie („Nur keine Angst vor der Angst“). Dies ist ihr drittes Buch über EFT.

Nur keine Angst vor der Angst: Selbsthilfe bei Ängsten, Phobien und Panikattacken

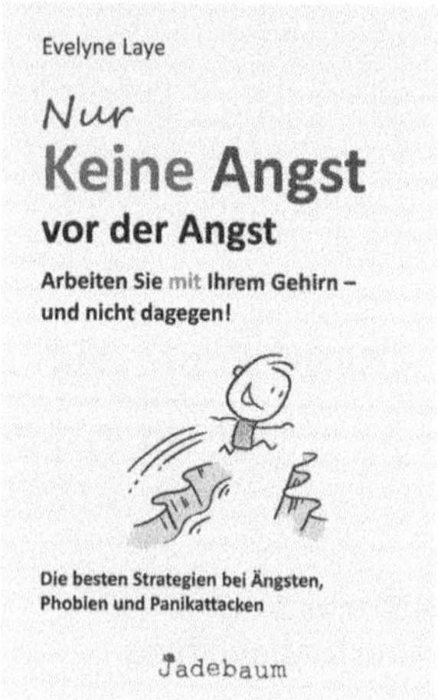

Ich habe viel mit Menschen mit Ängsten gearbeitet und auch selbst Panikattacken überwunden. Alle meine Erfahrungen mit den verschiedensten Ängsten habe ich in dieses Buch gepackt. Hier ist der Klappentext:

Ängste, Phobien und Panikattacken sind in unserer Gesellschaft weit verbreitet und können den Betroffenen buchstäblich das Leben zur Hölle werden lassen. Doch es gibt effektive Wege hinaus aus der Angst! In diesem Buch erfahren Sie, woher die Angst kommt und finden eine fundierte Anleitung, wie Sie sich mit Ihren Ängsten – auch der Angst vor der Angst – auseinandersetzen und sie Schritt für Schritt loslassen können. So erfreuen Sie sich mehr Ihres Lebens und sind freier, es so zu gestalten, wie Sie es möchten!

Jadebaum Verlag, ISBN 978-3-948116-04-0
11,50 Euro – 184 Seiten

Und hier noch ein weiteres Buch von mir:

Erfolgsblockaden einfach wegklopfen! So erreichen Sie Ihre Ziele mit EFT von Evelyne Laye

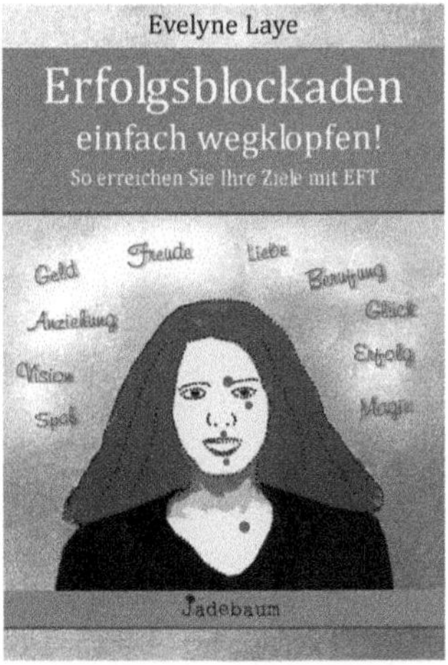

Ihr Weg zu Freude, Erfolg und innerer Freiheit
Sind Sie unzufrieden mit Ihrem Beruf? Ist es immer knapp mit dem Geld? Würden Sie sich gerne selbstständig machen, trauen sich aber nicht?
In diesem Buch zeige ich Ihnen, wie Sie schnell und auf einfache Weise emotionale und gedankliche Blockaden auflösen, die Ihre Ziele und Ihren Erfolg verhindern. Was wir in unserem Leben manifestieren und erleben, wird maßgeblich durch unsere Glaubenssätze und Überzeugungen bestimmt. Und genau da kann es schwierig werden, denn wir stehen uns mit dem negativen Ballast, den wir oft seit der Kindheit mit uns herumschleppen, selbst im Wege
Ob es die Angst vor Misserfolg oder Erfolg ist oder ein mageres Selbstbewusstsein, Mangeldenken oder Angst vor Veränderungen, in diesem Buch erfahren Sie, wie Sie die häufigsten Probleme bewältigen, die Sie auf Ihrem Weg finden.
Wir arbeiten mit der ebenso einfachen wie wirksamen Methode EFT oder Klopfakupressur, die sich bestens bewährt hat, um dauerhaft emotionale und mentale Blockaden zu lösen. Oft zeigt EFT schnell verblüffende Erfolge und lässt Sie die Freiheit spüren, die Sie gewinnen, wenn veraltete Überzeugungen einfach wegfallen. So können Sie frei entscheiden, was Sie in Ihr Leben ziehen möchten und Ihre Vision leicht verwirklichen.
Mit ausführlicher Klopfanleitung, zahlreichen ausformulierten Klopfsequenzen und wirksamen Energieübungen.

Nur als Ebook für 4,99 Euro erhältlich.